BASES DES PROCÉDURES PAR FIL ET PAR CATHÉTER

POUR

les débutantes et le personnel péri-procédural

PREMIÉRE ÉDITION

ISIBOR ARHUIDESE, MD MPH

Numéro de livre international normalisé : 978-1-7363767-3-7

Numéro de contrôle de la Bibliothèque du Congrès : 2021912363

L'auteur et les éditeurs sont ouverts à toute réaction, question ou commentaire sur le contenu et l'application. Pour tout commentaire, question, vente, achat en gros, demande de réimpression ou autorisation d'utiliser le matériel de ce livre, contactez : the.endo.book@gmail.com.

Avis

Les informations et les meilleures pratiques dans ce domaine sont constamment mis à jour. Au fur et à mesure que notre compréhension s'améliore via l'expérience et la recherche, il peut s'avérer nécessaire de mettre en œuvre des changements dans la pratique et les traitements. Les praticiens doivent se fier à leur propre expérience et à leurs connaissances. Lors de la mise en œuvre des méthodes décrites dans cet ouvrage, soyez attentif à votre propre sécurité et à celle des autres, y compris de ceux pour lesquels vous avez une responsabilité professionnelle.

En ce qui concerne les dispositifs et les produits décrits dans le présent document, les lecteurs sont invités à vérifier les informations les plus récentes fournies par le fabricant de chaque produit. Il est conseillé de vérifier les indications, les méthodes d'utilisation et les contre-indications recommandées avant d'utiliser tout produit ou traitement.

Il incombe aux praticiens, sur la base de leur propre expérience et de la connaissance de leurs patients, de poser des diagnostics, de déterminer le traitement le plus approprié pour chaque patient et de prendre toutes les précautions nécessaires en matière de sécurité.

Dans toute la mesure permise par la loi, les éditeurs, les auteurs, les contributeurs et les rédacteurs n'assument aucune responsabilité pour les blessures et/ou les dommages causés aux personnes ou aux biens dans le cadre de la responsabilité du fait des produits, de la négligence ou autre, ou de l'utilisation ou du fonctionnement des méthodes, des produits, des instructions ou des idées contenus dans le matériel ci-joint.

Dédié à mes parents James et Veronica Arhuidese pour avoir donné la priorité à la discipline et au travail acharné, et pour nous avoir aimés, enseignés et corrigés comme personne d'autre n'aurait pu le faire.

Et

À ceux qui comprennent que le transfert de connaissances ou de compétences peut être exempt d'humiliation. Aux géants sur les épaules desquels nous nous tenons et à ceux qui nous inspirent à être des géants.

Mai 2021

Je tiens à remercier tout particulièrement le Dr. Murray L. Shames pour son expertise sur le contenu de ce livre. Ainsi que mes professeurs et le personnel péri-procédural qui partagent avec moi la science et l'art des procédures réussies.

En avant

L'évolution des thérapies mini-invasives a connu des changements spectaculaires au cours des quatre dernières décennies. L'efficacité et la précision requises pour exécuter ces procédures en toute sécurité, ainsi que le flux de personnel et d'expérience, rendent nécessaire l'élaboration de textes de référence pour les participants de tous niveaux.

« Les bases des procédures par fil et par cathéter pour les débutants et le personnel péri-procédural » comble une lacune essentielle en matière de matériel d'enseignement et de référence pour les techniciens, les infirmières et autres personnels péri-procéduraux qui contribuent au succès de ces procédures. Le contenu de cet ouvrage constitue également une base précieuse pour les stagiaires qui souhaitent acquérir des connaissances ou des compétences plus approfondies.

À l'aide de diagrammes et d'explications facile à comprendre, le Dr. Arhuidese décrit les concepts qui améliorent la sécurité et le succès de ces procédures peu invasives, pour le bénéfice des patients. Ce livre est une lecture indispensable pour tout le personnel péri-procédural et les stagiaires.

Murray L. Shames, MD DFSVS
Professeur de chirurgie vasculaire et de radiologie
Chef du département de chirurgie vasculaire
Université de Floride du Sud, Collège de médecine Morsani
Président de l'Association des directeurs de programmes en chirurgie vasculaire

Table des matières

Chapitre 1: INTRODUCTION 1

Chapitre 2: LIEUX, PERSONNEL ET ÉQUIPEMENT 3

Salle d'interventions endovasculaires, de radiologie interventionnelle ou de cardiologie 3

Bloc opératoire 4

Bloc opératoire hybride et bloc mini-invasif 4

Personnel 5

Equipement 6

Chapitre 3: RAYONNEMENTS ET RADIOPROTECTION 9

Emission de radiations et acquisition d'images 10

Pénétration, Atténuation, Absorption et Dispersion 12

Prévention de l'exposition aux rayonnements 14

Surveillance 20

Chapitre 4: MISE EN PLACE DE LA PROCÉDURE 22

Tables d'intervention 24

Table arrière 27

Moniteurs 27

Appareils 27

Éclairage 29

Chapitre 5: LES DISPOSITIFS ET LEUR PRÉPARATION 30

L'accès et la navigation 31

Aiguilles 32

Fils.. 33

Cathéter 38

Gaine 40

Dispositifs d'intervention 45

Ballon 46

Stents 52

Dispositifs spécialisés 59

Contraste 60

Seringue 60

Fournitures 61

Chapitre 6: EXÉCUTION, COMMUNICATION ET SÉCURITÉ 64

Chargement du dispositif 68

Déchargement du dispositif (Appareil) 79

Perte d'accès 85

Fermeture 88

Communication 91

Sécurité 93

Unités de mesure communes et exemples d'aiguilles, fils, cathéters, gaines, ballons et extenseurs.........................94

Chapitre 1

INTRODUCTION

Le nombre et la complexité des procédures par cathéter destinées au diagnostic et au traitement des troubles du système cardiovasculaire ont augmenté au fil du temps. Le vieillissement de la population et les progrès de la technologie laissent penser au maintien de cette tendance. Par conséquent, le nombre de personnes chargées de réaliser ces procédures est en augmentation. Inévitablement, les débutants doivent apprendre le métier afin de progresser et de satisfaire la demande. Le personnel péri-procédural doit également se familiariser avec les procédures et les dispositifs.

Le système cardiovasculaire est pressurisé et rempli de fluides. Les organes terminaux dépendent de sa continuité. En tant que telles, les procédures basées sur des fils et des cathéters doivent être précises et efficaces pour minimiser les événements indésirables, qui peuvent être dramatiques. Ces procédures impliquent de multiples pièces mobiles qui nécessitent un travail d'équipe coordonné. La compréhension de ces éléments - ce qu'il faut faire et ce qu'il ne faut pas faire - peut être difficile pour les débutants. En effet, la courbe d'apprentissage est raide et accompagnée d'anxiété. Les procédures impliquant une traversée du système cardiovasculaire à l'aide de fils ou de cathéters sont généralement réalisées dans les domaines de l'endovasculaire, de la cardiologie ou de la radiologie interventionnelle. Il y a une pénurie de textes de référence ainsi qu'une variabilité dans l'expérience d'apprentissage précoce pour les débutants et le personnel pouvant être chargé d'aider à la récupération, la préparation, l'échange du dispositif ou d'autres parties de la procédure. Pourtant, leurs actions ou inactions pèsent énormément sur la sécurité, l'efficacité et le succès de la procédure.

Ce livre fournit une introduction concise aux procédures sur le système cardiovasculaire basées sur les fils et les cathéters. Il décrit les concepts généraux ainsi que certains des équipements et outils couramment utilisés. Une bonne compréhension du contenu prépare le lecteur à l'apprentissage pratique et facilite la progression rapide sur la courbe d'apprentissage. L'expérience a montré que le personnel qui comprend pourquoi les choses sont faites est mieux placé pour anticiper et préparer les prochaines étapes potentielles, pour s'adapter lorsque le rythme ou les objectifs changent, et également pour jouer son rôle dans l'exécution d'une procédure sûre et réussie.

Chapitre 2

LIEUX, PERSONNEL ET ÉQUIPEMENT

Les procédures par fil et par cathéter impliquant d'accéder et de traverser le système vasculaire sont réalisées dans les contextes suivants :

- La salle d'interventions endovasculaires, de cardiologie ou de radiologie.
- La salle d'opération
- La salle d'opération hybride

Il existe un certain degré de chevauchement, car ces lieux abritent les ressources nécessaires à une traversée sécurisée et efficace du système cardiovasculaire, mais chacun d'entre eux possède des caractéristiques uniques.

Salle d'interventions endovasculaires, de radiologie interventionnelle ou de cardiologie

Cette salle permette d'accéder au système vasculaire à l'aide d'aiguilles (par voie percutanée) sans avoir à pratiquer d'incision.. Ces salles prennent également en charge les procédures de radiologie interventionnelle qui peuvent ou non impliquer une entrée planifiée dans le système vasculaire. La salle de cardiologie interventionnelle - ou plus communément le "laboratoire de cathétérisme" - est conçue pour supporter le cathétérisme et d'autres procédures cardiaques mini-invasives. Les salles endovasculaire, de radiologie interventionnelle ou de cardiologie peuvent être situées dans le laboratoire d'un bureau, dans un centre de chirurgie ambulatoire ou dans un établissement hospitalier. La plupart des procédures réalisées dans ces salles sont exécutées sans nécessiter d'anesthésie générale. Toutefois, celle-ci peut être pratiquée si nécessaire.

Bloc opératoire

Le bloc opératoire est l'endroit traditionnel des procédures impliquant une incision et pouvant supporter des formes profondes d'anesthésie. Des équipements mobiles tels que l'appareil de fluoroscopie portable (C-arm) et la table compatible avec la fluoroscopie permettent de réaliser des procédures endovasculaires au bloc opératoire. Les procédures réalisées dans cette salle peuvent être exclusivement basées sur des fils et des cathéters ou peuvent être des adjuvants à la chirurgie ouverte.

Bloc opératoire hybride et bloc mini-invasif

La complexité des procédures cardiaques endovasculaires et mini-invasives a augmenté au fil du temps. La salle hybride a évolué pour répondre aux besoins ergonomiques de ces procédures.

Plusieurs pathologies qui auparavant étaient traitées uniquement par chirurgie ouverte disposent désormais d'alternatives de traitement par fil ou par cathéter. Dans certains cas, le risque d'être transformé en chirurgie ouverte est élevé, d'où la nécessité de réaliser cette alternative mini-invasive dans un environnement pouvant supporter une chirurgie ouverte au cas où la situation se présentait. La salle hybride est ainsi nommée parce qu'elle possède toutes les fonctionnalités requises pour une salle d'opération et pour une procédure endovasculaire. De nombreuses modifications ergonomiques et de sécurité sont mises en place dans les salles hybrides, comme leur grand espace, des unités de fluoroscopie montées, des moniteurs optimisés en termes de taille et de qualité d'image, des tables de fluoroscopie avec des commandes accessibles à l'opérateur, une salle de contrôle/visualisation adjacente avec des connexions audiovisuelles, et une myriade de protections fixes et mobiles contre les radiations.

Personnel

Le personnel impliqué dans ces procédures dépend du type et de la complexité de la procédure. Il s'agit notamment d'une combinaison d'un certain nombre de :

- Opérateurs - chirurgiens, cardiologues, radiologues
- Techniciens de radiologie

- Techniciens chirurgicaux
- Infirmières
- Prestataires De Services Anesthésiques.
- Stagiaires

Equipement

Certains des équipements, dispositifs et fournitures les plus courants sont énumérés ci-dessous. Cette liste n'est en aucun cas exhaustive.

- Équipement d'imagerie : appareils et moniteurs de fluoroscopie, échographie conventionnelle et intravasculaire, technologie de fusion et affichage de la tomographie par ordinateur, tomographie par cohérence optique, spectroscopie proche infrarouge.
- Surfaces de support : table d'intervention, table arrière et extensions
- Matériel d'anesthésie et de surveillance du patient, moniteurs et médicaments
- Écrans de protection contre les radiations
- Outils d'accès/navigation : aiguilles, fils, cathéters, gaines

- Dispositifs d'intervention : ballons, endoprothèses (endogreffes) et une liste interminable d'outils et de dispositifs spécialisés.
- Dispositifs de fermeture d'accès
- Fournitures : blouses stériles, gants, gaze, lames chirurgicales, sutures, clamps, porte-aiguilles, etc.
- Solutions et médicaments : solution saline, produit de contraste, héparine ou autres anticoagulants.

Chapitre 3

RAYONNEMENTS ET RADIOPROTECTION

Le rayonnement est exploité en médecine à des fins diagnostiques et thérapeutiques. Il peut être utilisé pour visualiser des profondeurs anatomiques impossibles à voir depuis la surface. Les rayonnements ionisants sous forme de rayons X est invisible. Leurs effets sont puissants et peuvent être observés dans diverses modalités de sortie telles que les films radiographiques ordinaires, les tomodensitogrammes ou les moniteurs de fluoroscopie. Malgré le large éventail d'applications diagnostiques et thérapeutiques des rayonnements, ceux-ci ont des effets secondaires indésirables. Parmi ceux-ci, citons :

- Éruptions Cutanées
- Perte De Cheveux
- Brûlures
- Ulcères
- Cataractes
- Cancers
- Infertilité

- Anomalies Fœtales

L'exposition répétée aux radiations est associée à un risque élevé d'effets indésirables pour les patients et le personnel, d'où la nécessité de peser l'utilisation diagnostique/thérapeutique d'un côté et le risque associé de l'autre. Bien que les effets des rayonnements soient visibles sur les écrans, le spectre des rayonnements utilisés n'est pas directement visible. En outre, les effets néfastes des radiations sur l'homme, mentionnés plus haut, sont souvent loins de la source dans le temps et dans l'espace. Ces effets subtils mais délétères des rayonnements médicaux doivent être reconnus, et des mesures méticuleuses de prévention doivent être mises en place. La compréhension du fonctionnement des rayons X dans la salle d'opération est un aspect essentiel de la réduction des risques.

Emission de radiations et acquisition d'images

En fluoroscopie, le rayonnement sous forme de rayons X est appliqué de manière statique, pulsée ou continue afin de visualiser l'anatomie en temps réel. La source de rayonnement et le système de détection (appareil de fluoroscopie) sont conçus pour permettre leur déplacement autour du patient afin d'obtenir des images de segments corporels sélectionnés sous différents angles. Les appareils de fluoroscopie se présentent généralement sous la forme d'unités portables (arceaux) ou d'unités montées au plafond ou au sol.

Les rayons X sont émis par une source radioactive de qualité médicale située dans l'appareil de fluoroscopie. Ils traversent la table radiotransparente, puis le corps du patient, et sont absorbés par le détecteur/amplificateur d'images. Ces rayons absorbés sont ensuite transformés en image et affichés sur un moniteur (figure 3.1). Plusieurs caractéristiques du faisceau de rayons X, telles que l'intensité, la zone et la durée d'exposition, le grossissement, la continuité et l'interaction avec les produits de contraste, peuvent être manipulées par l'opérateur.

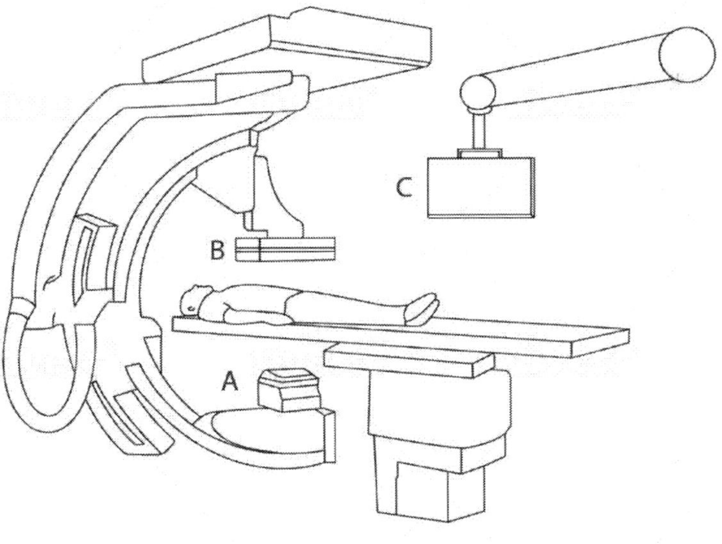

Figure 3.1 Appareil de fluoroscopie. A : source de rayonnement ; B : amplificateur d'image ; C : moniteur.

Pénétration, Atténuation, Absorption et Dispersion

La pénétration, l'atténuation, l'absorption et la diffusion sont des propriétés pertinentes des rayonnements utilisés en médecine (figure 3.2).

Pénétration : capacité d'un rayonnement à traverser un milieu sur son chemin.

Atténuation : diminution de la puissance du rayonnement lorsqu'il traverse un milieu.

Absorption : arrêt du rayonnement dans un milieu

Dispersion : réflexion du rayonnement sur une surface située sur son trajet.

Les propriétés de pénétration et d'absorption différentielle du rayonnement par les tissus corporels sont exploitées pour générer des images médicales.

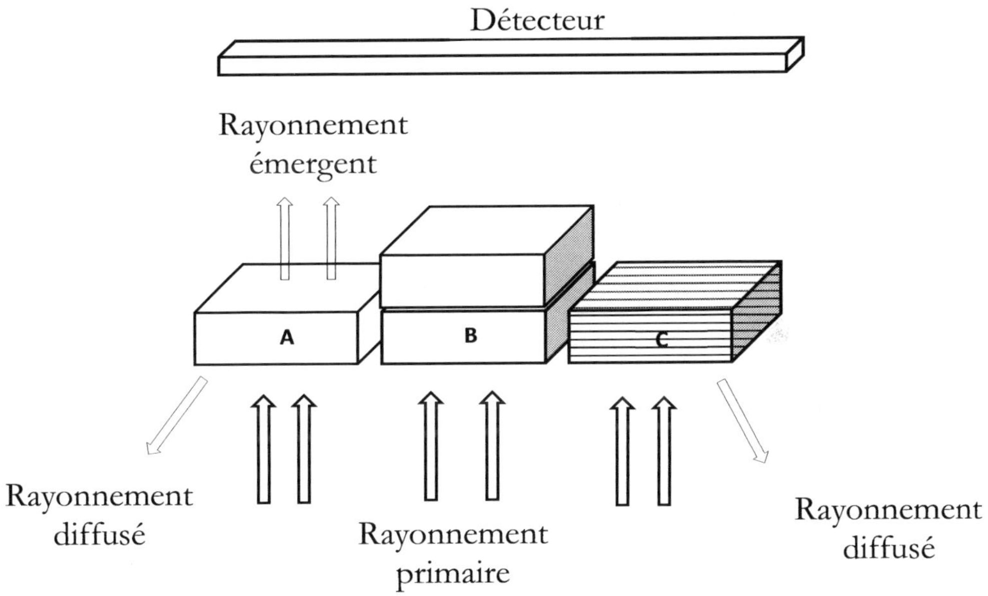

Figure 3.2 : Pénétration, atténuation, absorption et diffusion.

A : Pénétration à travers le milieu avec atténuation du faisceau émergent.
B : Arrêt du rayonnement dû à l'épaisseur du milieu.
C : Arrêt du rayonnement dû à la densité du milieu.

Les événements suivants se produisent lorsque le faisceau de rayons X est dirigé vers un endroit spécifique sur le patient :

- Certains rayons X traversent la table et le patient et sont absorbés par le détecteur.

- Certains rayons X sont absorbés par la table et le patient.

- Certains rayons X sont réfléchis par la table et le patient, c'est-à-dire qu'il y a dispersion du rayonnement.

- Les rayons X perdent de leur puissance lorsqu'ils se déplacent sur une certaine distance.

Le rayonnement de diffusion est généré par les réflexions de la table, du patient, du sol, des murs ou d'autres surfaces. Le trajet du rayonnement de diffusion est en grande partie imprévisible et peut être considéré comme étant dans toutes les directions. C'est la source principale d'exposition du personnel aux rayonnements.

Prévention de l'exposition aux rayonnements

Les propriétés d'absorption des rayons X par les milieux denses et la perte de puissance des rayonnements sur la distance sont exploitées pour la protection du personnel. Malgré l'exposition au rayonnement de diffusion, on sait que le risque individuel est minimisé lorsque des mesures de précaution sont en place. La première ligne de défense contre l'exposition aux rayonnements est de l'éviter. Par conséquent, seul le personnel essentiel à la réalisation des objectifs de la procédure ou de l'enseignement doit se trouver dans la pièce. Ceux qui peuvent être intéressés par la procédure, mais ne sont pas impliqués directement, sont encouragés à rester dans des pièces adjacentes, lorsqu'elles sont disponibles. Ces salles sont généralement équipées d'écrans transparents et radio-protecteurs et de connexions audiovisuelles pour la communication.

Le personnel des salles doit obligatoirement porter un équipement de radioprotection. Le plomb est le matériau dense le plus couramment utilisé pour minimiser l'exposition aux radiations ; il agit en absorbant les rayons. Certains équipements et écrans de protection individuelle sont énumérés ci-dessous :

- Des vêtements imprégnés de plomb couvrant le torse et les extrémités inférieures de manière circonférentielle au moins jusqu'aux genoux (figure 3.3). L'épaisseur du plomb doit être minimum de 0,5 mm pour tous, et de 1 mm pour les femmes enceintes.
- Bouclier thyroïdien
- Couverture oculaire

Ces vêtements doivent être stockés de façon adéquate pour éviter la perturbation mécanique de la teneur en plomb et la perte de leurs propriétés protectrices (figure 3.4). D'autres écrans de protection, fixes ou mobiles, peuvent être positionnés autour du patient, du personnel ou de l'équipement (figure 3.5). En voici quelques exemples :

- Ecrans/Nappe de table
- Boucliers montés au plafond
- Boucliers à barrière mobile

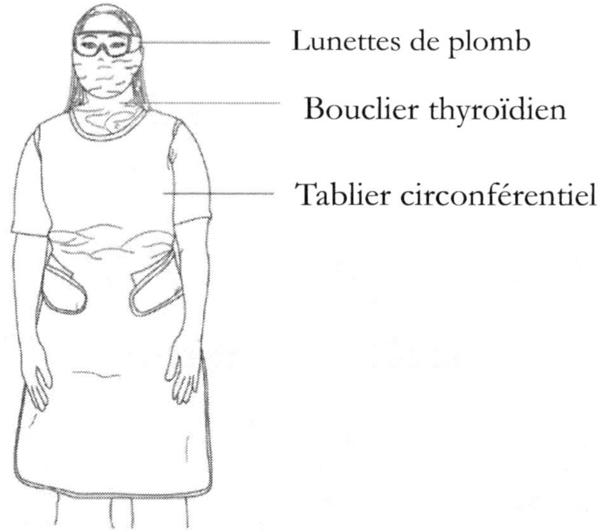

Figure 3.3 Vêtements en plomb

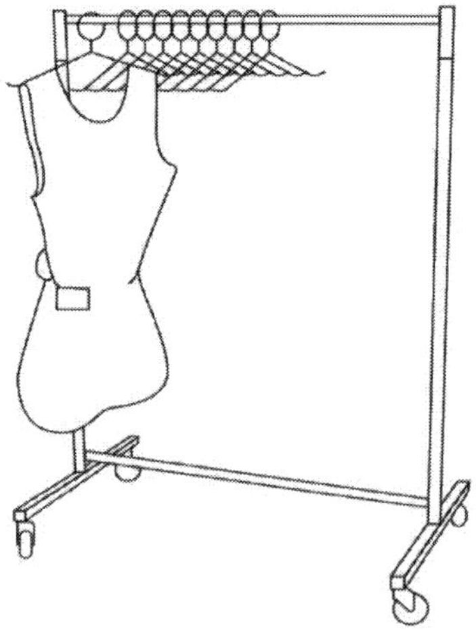

Figure 3.4 Rangement des vêtements en plomb

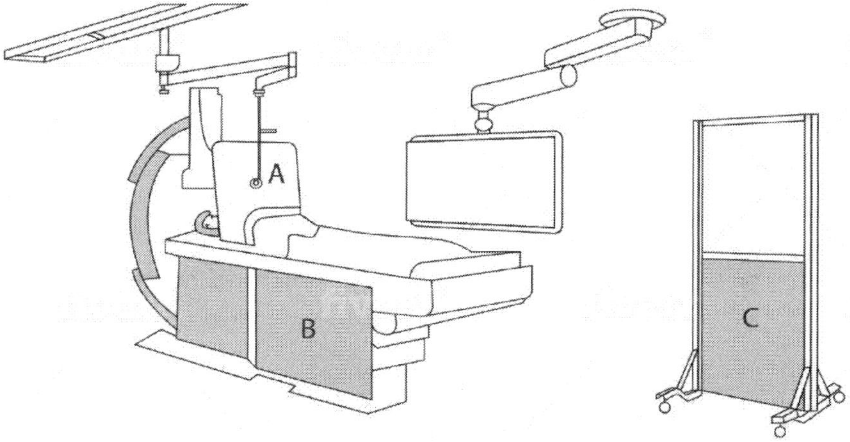

Figure 3.5 Écrans de rayonnement montés au plafond (A), sur la table d'intervention (B) et sur un écran mobile (C).

La puissance du rayonnement lorsqu'il traverse un milieu est régie par la loi de l'inverse du carré. Selon cette loi, l'intensité du rayonnement varie en fonction du carré de la distance par rapport à la source. Par exemple, en diminuant la distance de la source de rayonnement d'un facteur 3, l'intensité du rayonnement au nouvel emplacement diminue d'un facteur 9. Lorsque la distance est augmentée d'un facteur 5, l'intensité du rayonnement diminue d'un facteur 25 et ainsi de suite (figure 3.6). Par conséquent, se maintenir à distance de l'appareil de fluoroscopie est un moyen efficace de réduire l'exposition aux radiations. Il est préférable que le personnel se tienne aussi loin que possible pour pouvoir mener à bien ses fonctions, et qu'il recule de plusieurs pas pendant les périodes de forte émission de rayonnements, comme lors des passages en fluoroscopie. L'utilisation d'injecteurs de contraste télécommandés et de tubes d'extension permet également de s'éloigner de la source de rayonnement pendant les passages fluoroscopiques.

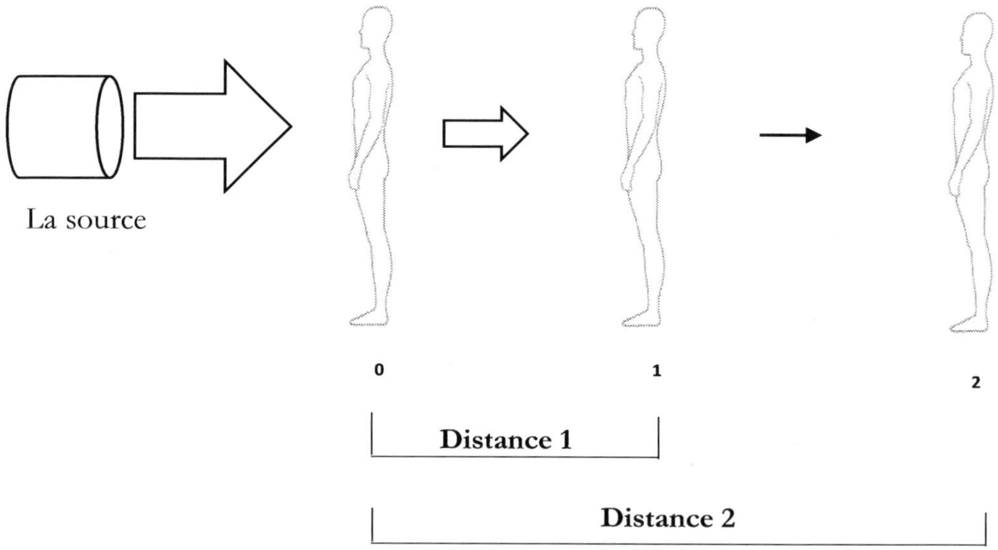

Figure 3.6 L'exposition aux radiations diminue avec l'augmentation de la distance de la source.

L'intensité (I-1) au point 1 est égale à l'intensité (I-0) au point 0 divisée par (distance 1)2. L'intensité (I-2) au point 2 est égale à l'intensité (I-0) au point 0 divisée par (distance 2)2.

Le terme "Aussi bas que raisonnablement possible" (« As Low As Reasonably Achievable » en anglais, soit « ALARA ») fait référence aux principes permettant d'utiliser des radiations à des fins diagnostiques ou thérapeutiques, tout en minimisant l'exposition et les risques pour les patients et les membres de l'équipe. Les manœuvres dépendant de l'opérateur, telles que la collimation du faisceau de rayonnement, le réglage de la hauteur relative de la table d'intervention/patient, de la source et du détecteur de rayons X, le type et la durée des passages fluoroscopiques, les fréquences d'images et les angles du portique, peuvent être modifiées pour satisfaire aux principes ALARA. Parmi les bonnes pratiques, l'opérateur doit également s'assurer que tout le personnel dispose d'un équipement et d'une tenue de protection avant d'activer le rayonnement. Planifier et communiquer efficacement avant la procédure peuvent minimiser le besoin d'images multiples. L'idéal est d'instaurer une culture dans laquelle tous les membres du personnel sont sensibilisés et prennent individuellement et collectivement des mesures pour limiter l'exposition aux radiations. Il est important de s'assurer que l'appareil de fluoroscopie est désactivé lorsqu'il n'est pas utilisé afin d'éviter tout déclenchement accidentel par un personnel non averti. Le personnel de nettoyage et d'entretien, susceptible de ne pas être conscient des émissions accidentelles et de ne pas porter d'équipement de protection, est particulièrement à risque d'une exposition de cette manière. Cependant, tout le monde peut être affecté. Il est recommandé au personnel de s'exprimer ouvertement lorsqu'un élément de radioprotection n'est pas appliqué et que des mesures soient prises en conséquence.

Surveillance

La surveillance des rayonnements permet de s'assurer que l'exposition reste dans des limites sûres et que des mesures appropriées sont mises en place lorsque des événements importants se produisent. Les éléments de la surveillance des radiations comprennent :

- Mesure et documentation de la quantité de radiation utilisée pour chaque procédure.
- Tous les membres du personnel portent un badge de surveillance des rayonnements à l'extérieur de leur vêtement de plomb afin de surveiller l'exposition individuelle au fil du temps. Les femmes enceintes doivent porter deux badges : le badge normal à l'extérieur de la tenue de plomb et un autre à l'intérieur (moniteur fœtal).
- La plupart des institutions ont des responsables de la radioprotection qui inspectent régulièrement les équipements de protection, de radioprotection, et les niveaux d'exposition du personnel. Quoiqu'il en soit, la radioprotection est sous la responsabilité de chacun. Il est important de connaître le responsable de la radioprotection et les politiques de l'établissement.

Chapitre 4

MISE EN PLACE DE LA PROCÉDURE

La planification et l'organisation sont des aspects essentiels des interventions par fil et par cathéter. Le patient est au centre de la procédure. La disposition du personnel et de l'équipement autour du patient peut contribuer au bon déroulement de l'intervention, mais peut aussi être source de chaos et d'erreurs.

Le patient

Les étapes suivantes sont utiles pour préparer le patient à la procédure :

- Confirmer l'identité du patient à son arrivée dans la salle de procédure.
- S'assurer que le patient est placé sur la table d'intervention appropriée (voir la section sur les tables d'intervention).
- Transférer le patient sur la table d'intervention avec prudence et avec l'aide appropriée pour minimiser le risque de chute.
- Placer les dispositifs de contention et les extensions appropriés.

- Déterminer le type d'accès intraveineux, la surveillance hémodynamique et l'approche de vidange de la vessie nécessaires pour la procédure.

- Ajuster la position du patient en fonction des objectifs de la procédure.

- Déterminer la quantité minimale d'exposition corporelle requise pour effectuer la procédure.

- Communiquer au patient l'objectif de l'exposition de la partie du corps.

- Exposer la partie du corps nécessaire à la procédure tout en prenant les mesures adéquates pour protéger l'intimité du patient.

- Couper l'excédent de cheveux/poils au niveau de la zone d'accès. Prêter attention à ne pas blesser la peau, car c'est souvent une source de douleur et d'inconfort, surtout après avoir appliqué les produits de préparation de la peau.

- Protéger tout orifice proche de la zone d'accès et susceptible de produire des effluents qui pourraient contaminer le site. Parmi ceux-ci : le périnée, la colostomie, l'urostomie et la trachéotomie.

- Prêter attention aux habitudes corporelles et aux besoins particuliers. Par exemple, les patients bariatriques peuvent nécessiter des manœuvres d'appoint comme l'élévation du pannus pour exposer un site d'accès fémoral.

- Appliquer des agents de préparation stériles.
- Appliquer des draps stériles.

Tables d'intervention

La table d'intervention soutient le patient pendant la procédure. Elle est radiotransparente pour permettre le passage des rayons X. La table peut être manipulée pendant la procédure pour ajuster la position du patient par rapport à l'équipement. Voici les caractéristiques de la table d'intervention qui sont importantes à noter :

- Assurez-vous qu'elle est radiotransparente (compatible avec la fluoroscopie) car ce n'est pas forcément le cas de toutes les tables d'intervention. Ceci est important dans les endroits où la table ne peut pas être fixée, comme dans la salle d'opération.
- Assurez-vous que la hauteur et l'inclinaison peuvent être ajustées.
- Assurez-vous qu'elle peut supporter le poids du patient. Les patients obèses peuvent avoir besoin de tables spéciales pour supporter leur poids. Connaissez les limites de poids

des tables dans votre établissement et sachez comment obtenir des tables spéciales si nécessaire.

- Placez la table au centre de la pièce ou à un endroit adéquat, avec suffisamment d'espace de tous les côtés pour l'équipement et le personnel. Il peut être nécessaire de placer la table, le site d'accès ou l'emplacement cible à équidistance des lumières montées au plafond. Ceci est important dans les salles d'opération/hybrides où l'éclairage est crucial pour visualiser les segments de corps incisés/les cavités.

- Déterminez si la taille du patient ou la longueur des outils/dispositifs justifient une extension de la table.

La position des extensions de table et des autres équipements doit permettre de déplacer l'appareil de fluoroscopie autour du patient. La position et la trajectoire de l'appareil de fluoroscopie sont influencées par le site d'accès et la zone corporelle concernée. La communication avec l'opérateur est cruciale à cet égard.

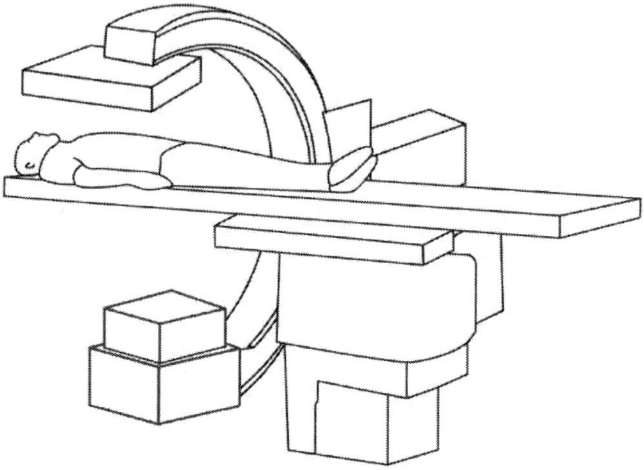

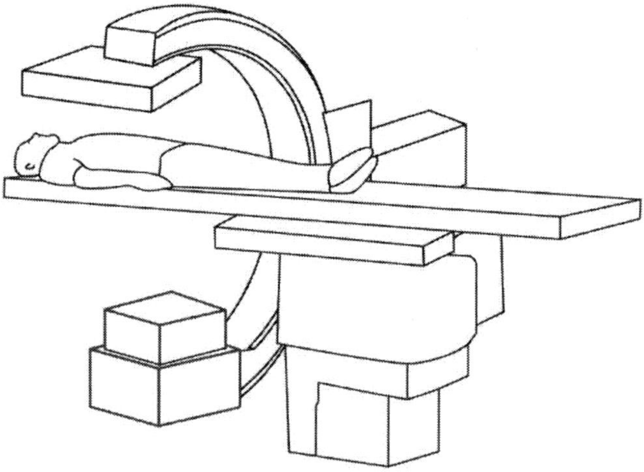

Figure 4.1: Orientez la table et sa base de manière à permettre à l'appareil à rayons X de se déplacer autour de la zone d'intérêt du patient.

Table arrière

La table arrière sert de support aux fournitures, aux outils et aux dispositifs pendant et entre les utilisations. L'organisation de la table arrière favorise une meilleure efficacité et sécurité. Sa position doit permettre de transférer facilement les outils et dispositifs à l'opérateur, et servir de support pour les dispositifs en transition. Il peut être utile de positionner la table arrière le long de l'axe longitudinal d'accès ou de placer une extension de table. Cela facilite les échanges de dispositifs et minimise le risque qu'ils tombent et soient contaminés.

Moniteurs

Les moniteurs fournissent un affichage visuel des résultats radiologiques. Placez les moniteurs à un endroit qui n'interfère pas avec le mouvement de l'appareil de fluoroscopie et à une distance appropriée dans le champ de vision de l'opérateur.

Appareils

La liste des outils, dispositifs et fournitures utilisés dans ces procédures est longue et elle continue de croître avec les nouvelles technologies. Les dispositifs utilisés pour une procédure dépendent de l'objectif. Par conséquent, il est important de connaître les éléments suivants :

- L'objectif de la procédure.

- L'équipement/les outils de base nécessaires pour commencer la procédure.

- L'équipement/les outils pouvant être requis au fur et à mesure de la procédure. Ils peuvent être placés à portée de main, mais pas ouverts.

- L'emplacement de tous les autres appareils et les lieux de stockage de secours.

Il peut être utile d'avoir un chariot à disposition, contenant des outils/dispositifs couramment utilisés. Ces chariots peuvent être amenés à l'intérieur ou à proximité de la salle d'intervention pour pouvoir être récupérés facilement. Des étagères bien organisées et étiquetées facilitent également la récupération efficace des dispositifs. Il est bon d'avertir le personnel chargé de réapprovisionner les étagères lorsque les responsables de l'approvisionnement en fournitures pour une procédure constatent une diminution des stocks. Cela constitue une autre ligne de défense contre le manque d'accès aux dispositifs lorsqu'ils sont nécessaires. Avec le temps et l'expérience, le personnel comprend mieux ce dont il a besoin pour chaque procédure.

Il est utile de noter par écrit les outils de base et les préférences de l'opérateur. Il est recommandé au personnel de communiquer de façon claire et affirmée afin de faciliter une préparation adéquate et d'éviter de récupérer inutilement des appareils qui ne seront peut-être pas utilisés.

Éclairage

L'éclairage de la salle peut être modifié pour s'adapter au type et au stade de la procédure. Dans certains cas, les lumières sont tamisées pour assurer un contraste visuel sur les moniteurs, tandis que dans d'autres, elles peuvent être montées au maximum. Il est important de connaître :

- L'emplacement de toutes les commandes d'éclairage.
- Comment choisir certaines lumières spécifiques ou modifier leur intensité.

Chapitre 5

LES DISPOSITIFS ET LEUR PRÉPARATION

Le système cardiovasculaire est constitué de vaisseaux en forme d'arbre qui transportent le sang du cœur vers le reste du corps et vice versa. Pendant l'intervention, on accède au système vasculaire à un endroit et l'arbre vasculaire est traversé pour atteindre la zone cible pour le diagnostic ou l'intervention thérapeutique. En conséquence, les outils et les dispositifs peuvent être classés en deux grandes catégories selon leur utilisation :

- L'accès/la navigation
- L'intervention.

Il existe un large éventail d'outils, de dispositifs, d'implants et de fournitures utilisés. Ce chapitre fournit une description des plus courants et comment les préparer avant utilisation. Des détails supplémentaires peuvent être obtenus dans le manuel d'utilisation de chaque fabricant.

Il est important de maintenir la stérilité lors du prélèvement, de la préparation et de l'utilisation de chaque outil ou dispositif. Les précautions aseptiques sont cruciales pour prévenir les infections des implants, locales, à distance ou systémiques. Les infections sont une source majeure de morbidité, de mortalité et de pression sur les ressources en soins de santé.

Le principe des procédures basées sur les fils et les cathéters consiste à faire glisser un outil/dispositif sur ou à travers un autre. La friction s'oppose à ce mouvement et la résistance au mouvement est augmentée par des débris tels que du sang et/ou des caillots sur le trajet. Pour cette raison, un élément commun de la préparation est de rincer ou d'essuyer le trajet du dispositif. Cela minimise la friction grâce à la lubrification, élimine les débris obstructifs et augmente l'efficacité du mouvement. Pour ce faire, le sérum physiologique simple ou hépariné est la solution la plus couramment utilisée. Une attention toute particulière doit être accordée aux dispositifs et aux ports ne devant pas être rincés, ainsi qu'aux patients allergiques à l'héparine.

L'accès et la navigation

Les outils d'accès et de navigation sont utilisés pour accéder au vaisseau, sécuriser le point d'accès et parcourir la longueur, les branches et les tournants de l'arbre vasculaire entre le point d'accès et la cible. Collectivement, ces outils sécurisent l'accès à la cible et ils comprennent :

- Aiguilles
- Fils

- Cathéters
- Gaines

Aiguilles

Les aiguilles creuses sont utilisées pour accéder au système vasculaire. La nature creuse de l'aiguille permet le reflux du sang lors de la ponction du vaisseau, ce qui alerte l'opérateur que l'aiguille est dans la lumière du vaisseau (figure 5.1). L'aiguille creuse permet également l'insertion du fil.

Exemples de diamètres d'aiguille : 18Ga, 21Ga

Dans le système de mesure du calibre, le diamètre diminue avec l'augmentation du nombre de calibres. Par conséquent, l'aiguille 21Ga (mini-bâton) a un diamètre plus petit que l'aiguille 18Ga (angio-access). L'aiguille 21Ga conduira un fil dont le diamètre est inférieur ou égal à 0,018 (0,021) pouces. L'aiguille 18Ga conduira un fil dont le diamètre est inférieur ou égal à 0,035 (0,038) pouces.

Préparation

-Rincez les aiguilles avant de les utiliser ou de les réutiliser pour éliminer tout caillot de sang.

- Rangez les aiguilles en toute sécurité entre deux utilisations pour éviter de blesser le personnel.

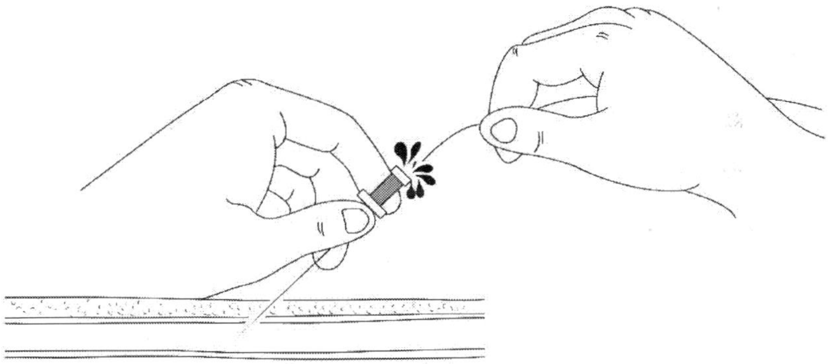

Figure 5.1 Accès à l'aiguille

Fils

Un fil est un long cylindre non creux de conception basique (figure 5.2). Il est dirigé vers la cible à l'intérieur de l'arbre vasculaire. Il existe un large éventail de longueurs, de diamètres, de résistances, de revêtements, de formes d'extrémité et de conformabilité des fils. Certains fils sont modulaires et peuvent être prolongés. La demande d'un fil implique généralement le type, le diamètre et la longueur.

Exemples de diamètres de fils : 0,010 pouces, 0,014 pouces, 0,016 pouces, 0,018 pouces, 0,035 pouces.

Exemples de longueurs de fils : 40 cm, 150 cm, 180 cm, 260 cm, 300 cm.

Le matériau et le revêtement d'un fil déterminent ses caractéristiques de manipulation. Les fils hydrophiles méritent une mention spéciale car ils sont glissants à manipuler. La manipulation de ces fils requiert une prudence extrême afin d'éviter tout délogement de la cible, toute extrusion du corps ou toute contamination. La prise en pince ou en bout de doigt est une bonne méthode pour manipuler les fils hydrophiles comparé à la prise en pulpe (figure 5.3). Il est important de délivrer ou de charger le fil par son extrémité avant. Cette extrémité est modifiée pour minimiser de traumatiser le vaisseau et pour répondre aux besoins du travail. Cette extrémité peut être plus souple ou avoir une pointe plus lisse. Entre deux utilisations, le fil peut être enroulé en bobine et placé dans un bol de solution saline (figure 5.4) ou placé dans la gaine en plastique de la bobine (figure 5.2c).

Préparation

-Les fils longs sont souvent posés sur la table arrière dans une gaine en plastique enroulée (l'escargot). Cette gaine peut être rincée par l'une de ses extrémités ouvertes avant d'en retirer le fil (figure 5.5).

-Essuyez le fil avec un morceau de gaze humide après qu'un outil ou un dispositif l'ait traversé. Faites preuve d'une prudence extrême pendant cette manœuvre afin d'éviter de déloger le fil de sa position.

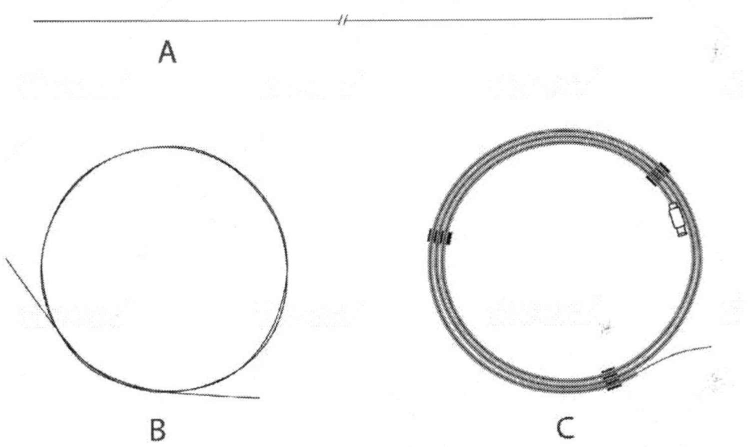

Figure 5.2 Fils. A : droit ; B : enroulé ; C : dans sa gaine

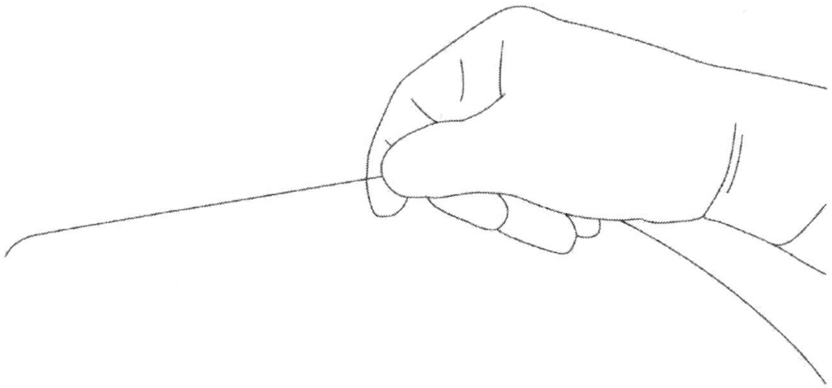

Figure 5.3 Pincement

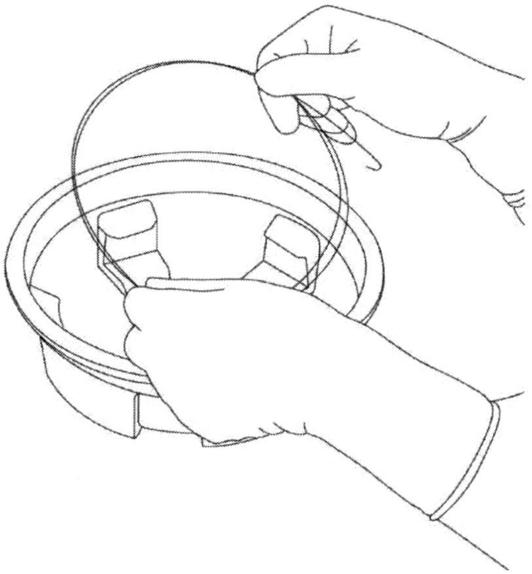

Figure 5.4 Stockage du fil dans un bol de solution saline

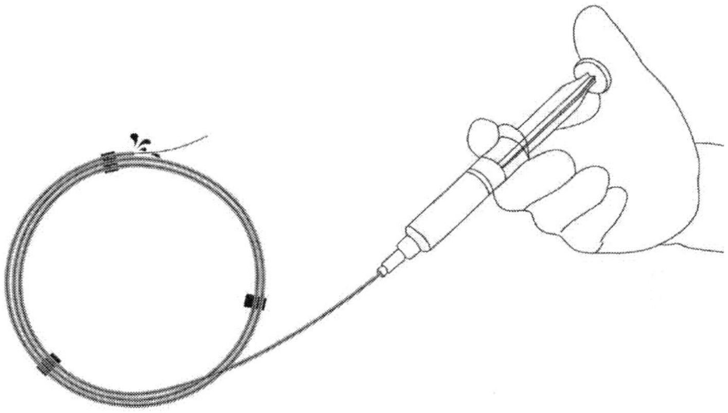

Figure 5.5 Rinçage de la gaine du fil

Accessoire de fil : dispositif de couple

Un dispositif de couple/ torsion est utilisé pour un meilleur contrôle manuel du fil (figure 5.6)

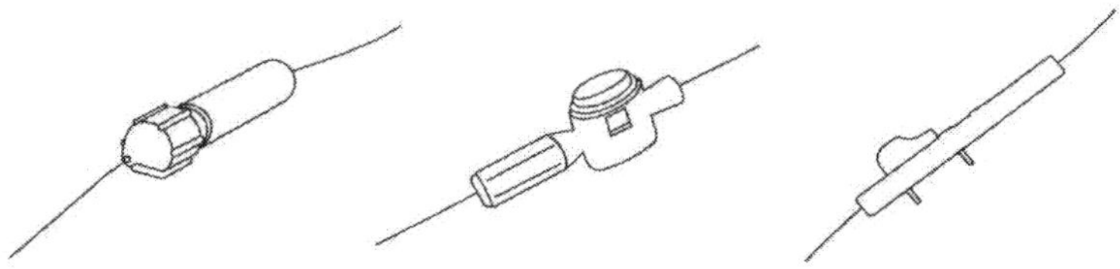

Figure 5.6 Dispositifs de couple/torsion

Cathéter

Dans sa conception de base, un cathéter est un long cylindre creux qui s'adapte sur un fil (figure 5.7). Les cathéters varient en longueur, en diamètre, en résistance, en forme d'extrémité, en conformabilité et en nombre de trous d'extrémité. La nature creuse des cathéters peut également être utilisée pour délivrer des produits de contraste ou des médicaments à la cible et pour transmettre la pression à différents endroits de l'arbre vasculaire. Une demande de cathéter comprend souvent le type, la longueur et le diamètre. Les propriétés de base du cathéter, telles que son diamètre et sa longueur, peuvent être imprimées sur l'extrémité externe pour référence.

Exemples de longueurs de cathéters : 45cm, 65cm, 90cm, 100cm, 135cm, 150cm.

Exemples de diamètres de cathéters : 2.1Fr, 2.3Fr, 2.6Fr, 4Fr, 4.2Fr, 5Fr, 6Fr, 7Fr, 8Fr.

Préparation

-Rincer le cathéter avant et entre chaque utilisation (figure 5.8)

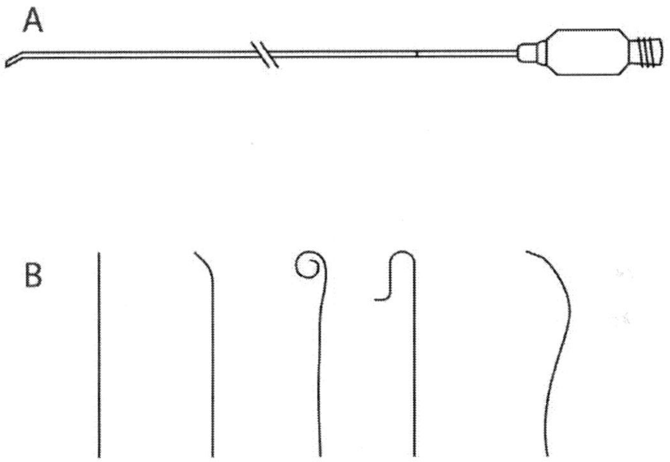

Figure 5.7 A. Cathéter et B. Exemples d'embouts de cathéter

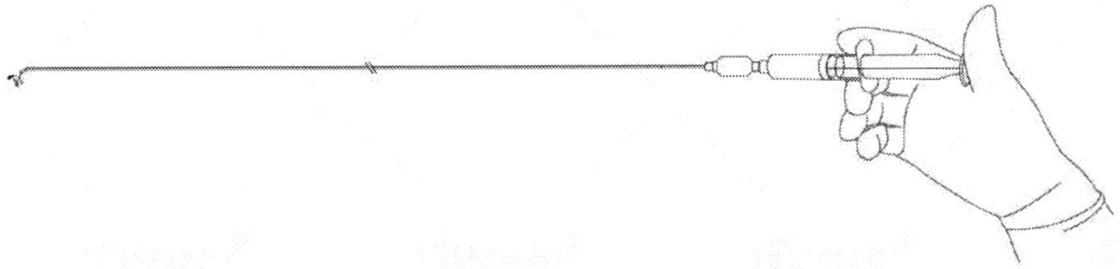

Figure 5.8 Cathéter de rinçage

Gaine

La gaine est un dispositif creux utilisé pour sécuriser le point d'accès vasculaire (Figure 5.9). Elle facilite la navigation jusqu'à la cible et fournit une autoroute à travers les branches et les virages sur le chemin, de sorte que les manœuvres utilisées pour traverser ces points difficiles de l'arbre vasculaire n'ont pas besoin d'être effectuées à chaque fois qu'un dispositif est transféré au site cible. Le système cardiovasculaire est un système rempli de fluide sous pression. En tant que tel, le point d'entrée dans le système doit être protégé contre les saignements. La plupart des gaines sont dotées d'une valve unidirectionnelle à leur extrémité extérieure pour permettre l'insertion d'outils et de dispositifs sans saignement. La valve peut être fixe ou réglable.

Les gaines sont également dotées d'un orifice latéral permettant l'injection de produit de contraste, de médicaments ou de sérum physiologique (figure 5.9A). Cet orifice latéral peut également être utilisé pour prélever du sang ou mesurer la pression. L'orifice latéral peut être verrouillé et déverrouillé à ces fins. L'extrémité de la gaine se termine brusquement et sa section transversale est circulaire. Cette extrémité peut provoquer un traumatisme du vaisseau ou une embolie si la gaine est passée sans son introducteur/dilatateur/stylet (figure 5.10A). Pour éviter de traumatiser le vaisseau, les gaines sont insérées et avancées dans sa lumière sur un fil avec un introducteur. L'introducteur réduit l'extrémité circulaire de la gaine et minimise le risque susmentionné pour le vaisseau (figure 5.10B). Il est important de bien verrouiller l'introducteur en place avant de faire avancer la gaine afin de s'assurer qu'il ne recule pas hors de la gaine pendant qu'elle avance.

Les gaines varient en termes de type, de longueur et de diamètre. Par conséquent, une demande de gaine doit comprendre ces caractéristiques. Il existe également des gaines spéciales permettant d'ajuster la forme de l'embout. Exemples de diamètres de gaines : 5Fr, 6Fr, 7Fr, 8Fr, 12Fr, 18Fr.

Exemples de longueurs de gaines : 6cm, 10cm, 45cm, 55cm, 70cm, 90cm.

Préparation :

-Rincer la gaine avant et entre chaque utilisation (figure 5.11 A).

Assurez-vous que le port latéral est verrouillé sur le patient avant de le mettre en place sur le fil afin d'éviter tout saignement après insertion (figure 5.11 B).

Insérez l'introducteur/dilatateur/stylet dans la gaine et assurez-vous qu'il s'enclenche en place avant de le charger sur le fil (figures 5.11 C et D).

Maintenance

-Maintenir un flux constant de solution saline (goutte à goutte) ou rincer la gaine par intermittence par l'orifice latéral pour empêcher la formation de caillots à l'intérieur.

-Faites attention à l'emplacement de la gaine pour éviter qu'elle ne se déloge, en particulier pendant la mise en place ou le retrait du dispositif.

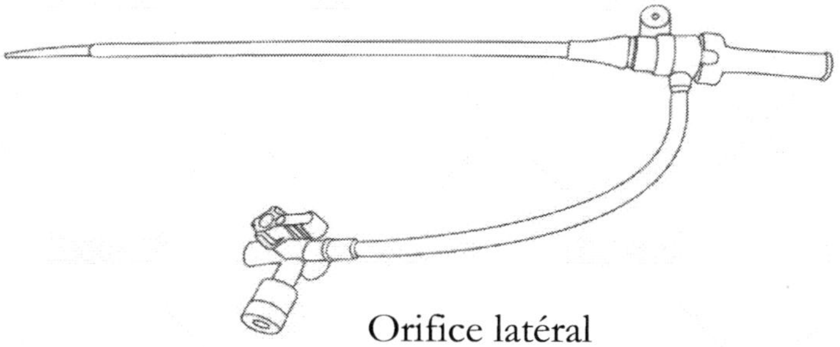

Figure 5.9 A Gaine avec introducteur/dilatateur/stylet insérés

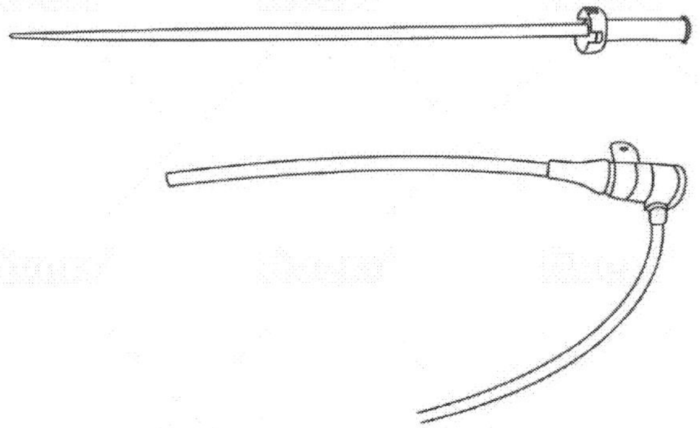

Figure 5.9 B Gaine séparée de l'introducteur/dilatateur/stylet

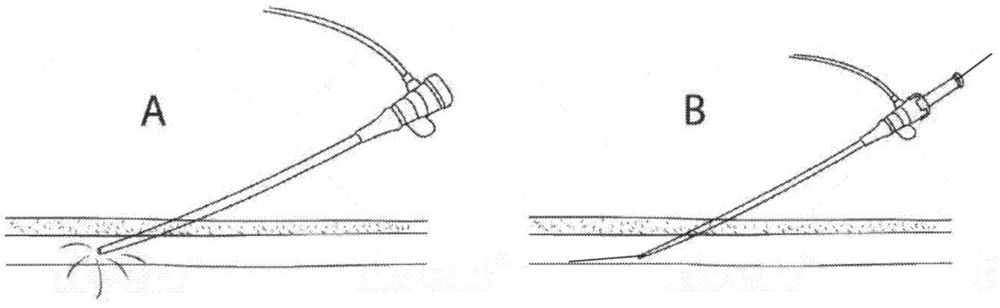

Figure 5.10 A : L'avancement d'une gaine sans l'introducteur entraîne un traumatisme du vaisseau. B : Les gaines doivent être avancées sur un fil avec l'introducteur/dilatateur/stylet verrouillé en place.

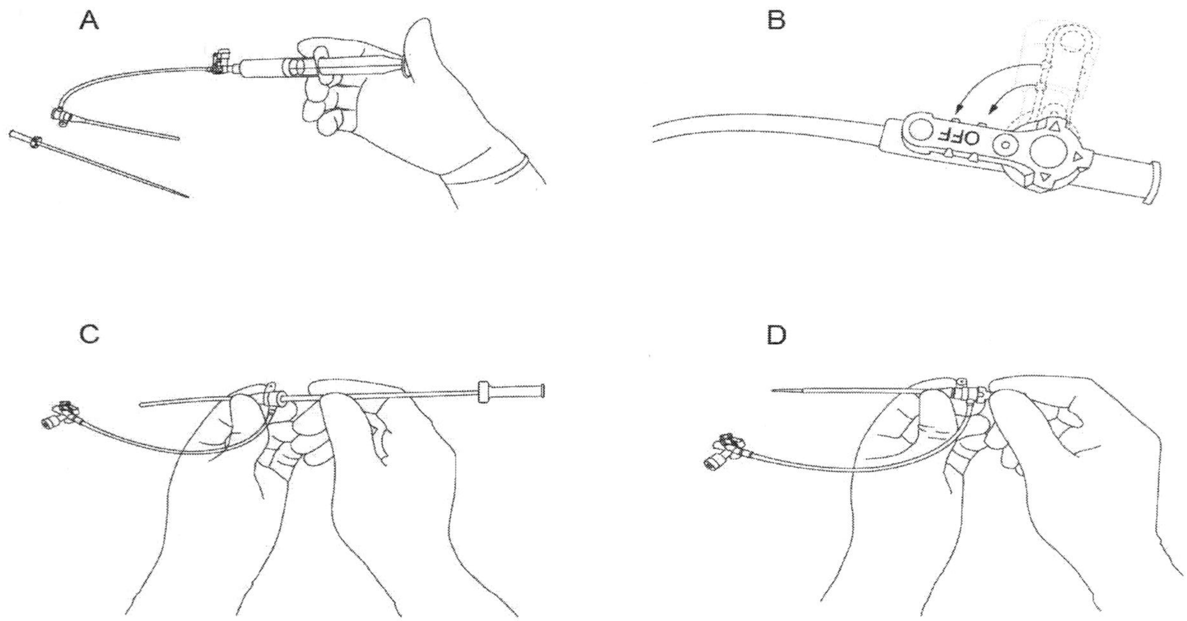

Figure 5.11 Préparation de la gaine

En termes généraux, les fils passent par des cathéters ou des gaines, et les cathéters passent par des gaines. Bien que semblables dans leur conception creuse, les gaines diffèrent des cathéters de la manière suivante :

- Les gaines sont généralement plus grandes que les cathéters. Cependant, la taille des petites gaines et des grands cathéters se chevauchent quelque peu.
- Les gaines ont une valve unidirectionnelle à l'extrémité externe. Celle-ci peut être détachable.
- Les gaines ont un orifice latéral.
- Les gaines sont insérées dans le corps avec l'introducteur dans la lumière de la gaine. Les cathéters n'ont pas d'introducteur.

Dispositifs d'intervention

Les ballons, stents, endoprothèses et une large gamme de dispositifs spécialisés sont utilisés pour traiter les lésions au niveau du site cible. Certains des outils les plus courants ainsi que leurs adjuvants sont décrits ci-après.

Ballon

Un ballon est un cathéter doté d'une partie gonflable à son extrémité, d'où le nom de cathéter à ballonnet. Les ballons sont conçus dans des configurations coaxiales/à fil (OTW) ou à échange rapide (monorail) (figure 5.12). La conception de base du ballonnet consiste en un composant creux qui s'adapte sur un fil et un second compartiment qui est relié à l'embout gonflable.

Dans la configuration coaxiale/OTW, le dispositif est monté sur le fil et l'entoure sur toute sa longueur (figure 5.12A). Les ballons avec cette configuration ont deux orifices : un orifice qui conduit le fil, et un orifice pour le gonflage et le dégonflage de l'embout. L'orifice du fil est généralement situé à l'extrémité externe du dispositif tandis que l'orifice de gonflage émane avec un angle comparé à l'axe longitudinal du dispositif. La longueur minimale de fil nécessaire pour transporter un dispositif OTW jusqu'au site cible est la somme de la longueur du dispositif et de la distance entre le site d'accès et le site cible.

Dans la configuration d'échange rapide (monorail), le dispositif est circonférentiel par rapport au fil uniquement sur un segment de la longueur du dispositif (figure 5.12B). Le fil émane du côté du dispositif et l'orifice situé à l'extrémité externe du dispositif est utilisé pour gonfler le ballonnet. La longueur minimale de fil nécessaire pour l'acheminer vers la cible est la somme de la distance entre le site d'accès et le site cible, et de la longueur du dispositif qui entoure le fil. Cette longueur est généralement plus courte que la longueur de fil nécessaire dans la configuration OTW.

Les éléments d'un ballon sont représentés sur la figure 5.13. La demande d'un ballon comprend son diamètre, sa longueur, la longueur de sa tige (longueur utile), le diamètre du fil qui le conduit et la taille de la gaine conductrice. Selon les caractéristiques de la surface du ballon, ils sont généralement classés comme suit :

- Simple : effet thérapeutique délivré par la force radiale.

- Enrobé de médicament : le ballon est recouvert d'un médicament appliqué sur le site cible lors du gonflage.

- Découpage/marquage : surface modifiée pour produire des découpes contrôlées sur la paroi du vaisseau.

Exemples de diamètres de ballons : 2,5 mm, 3 mm, 4 mm, 6 mm, 10 mm.

Exemples de longueurs de ballons : 20 mm, 40 mm, 60 mm, 120 mm.

Exemples de longueurs de tige (longueur utile) : 75cm, 80cm, 135cm.

Exemples de diamètres de fils conducteurs : 0,014 pouces , 0,018 pouces, 0,035 pouces.

Exemples de diamètres de gaines conductrices : 4Fr, 5Fr, 6Fr, 9Fr.

Par exemple, une demande de ballon de 4mm par 40mm sur un axe de 80cm implique un ballon de 4mm de diamètre et de 40mm (4cm) de longueur. Ce ballon est monté sur un dispositif d'administration qui mesure 80 cm de long. Cette longueur peut varier en fonction de la distance entre le site d'accès et le site d'intervention thérapeutique. L'emballage du dispositif précise qu'il doit être transporté sur un fil d'un diamètre maximal de 0,018 pouce et dans une gaine d'un diamètre minimal de 4 Fr.

Préparation

-Rincez le port du fil avec du sérum physiologique. Ne rincez pas l'orifice de gonflage, car cela gonflerait le ballon et modifierait son profil/taille d'insertion ou disséminerait prématurément le revêtement médicamenteux. Il est recommandé d'éviter tout contact direct avec la surface d'un ballon à élution de médicament. Les fabricants peuvent fournir une enveloppe protectrice à cet effet. Sinon, il est utile de placer un morceau de gaze sèche sur la surface au moment où le médicament est transféré sur le fil et dans le corps.

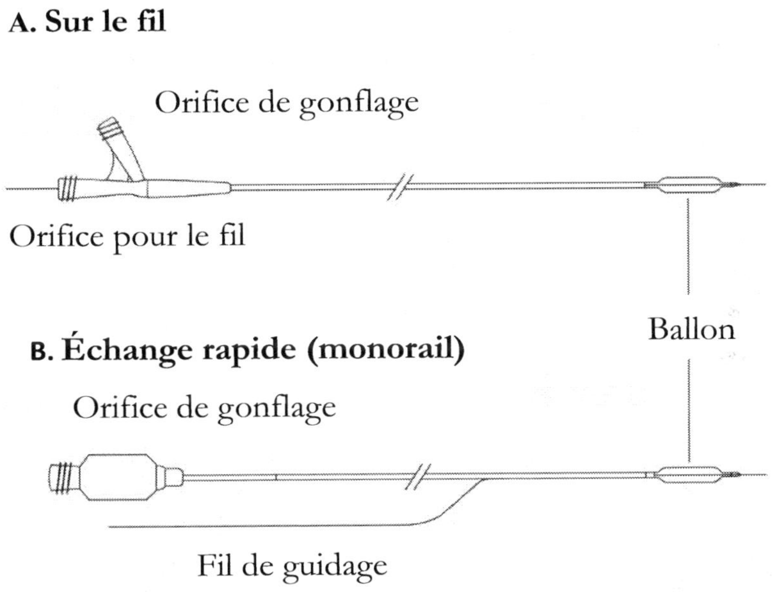

Figure 5.12 Ballons A : configuration coaxiale/par-dessus le fil ; B : configuration à échange rapide/monorail

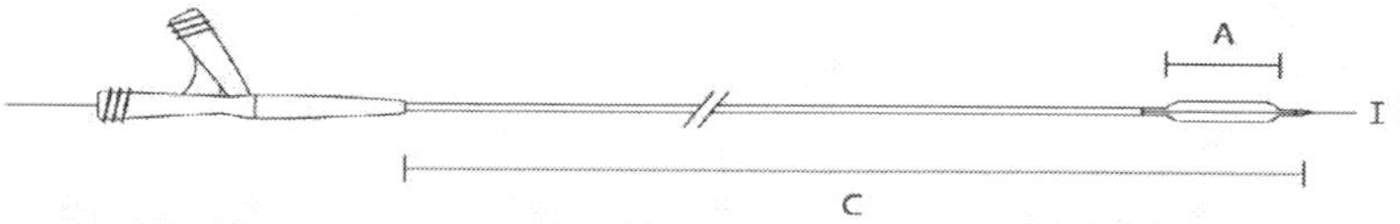

Figure 5.13 Parties d'un ballon. A : Longueur du ballon ; B : Diamètre du ballon ; C : Longueur de travail de l'axe du dispositif.

Les ballons sont gonflés avec des diamètres spécifiques selon les recommandations du fabricant. Les pressions recommandées figurent sur l'encart fourni dans l'emballage du ballon (figure 5.14). Elle doit être précisée à l'opérateur pour référence avant le gonflage. La pression nominale est la pression appliquée au ballon pour qu'il atteigne son diamètre nominal. La pression d'éclatement est la pression en dessous de laquelle il y a une forte certitude que le ballon n'éclatera pas. Il est déconseillé de gonfler un ballon au-delà de la pression d'éclatement. La pression nominale et la pression d'éclatement sont indiquées sous différents formats. Dans le format illustré à la figure 5.14 A, les valeurs nominales de pression (atmosphères) et de diamètre (mm) pour un ballon spécifique sont indiquées sur un tableau. Dans un autre format, la pression et les diamètres associés pour plusieurs diamètres de ballons sont présentés sur un seul tableau (figure 5.14 B). Les valeurs nominales pour chaque ballon varient en fonction de la taille, du type et du fabricant.

8.00mm Ballon		
Pression (atm)	Diamètre (mm)	
8	-	
10	8.0	Nominal pression
12	8.1	
14	8.2	
16	8.3	
18	8.4	
20	8.5	Pression d'éclatement
22	-	
24	-	

Figure 5.14 A Le ballon de 8 mm représenté dans cet exemple atteint son diamètre nominal de 8 mm lorsqu'une pression de 10 atm est appliquée. Il est recommandé de ne pas dépasser la pression d'éclatement de 20 atm.

Diamètre du ballon (mm)	Pression de gonflage (atmosphère)								
	4	5	6	7	8	9	10	11	12
3.0	-	-	3.0	3.1	3.2	3.3	**BP**	-	-
4.0	-	-	4.0	4.1	4.2	4.3	**BP**		
5.0	-	-	5.0	5.1	5.2	5.3	**BP**		
6.0	-	6.0	6.1	6.2	**BP**				
7.0	-	7.0	7.1	7.2	**BP**				

BP: Pression d'éclatement

Figure 5.14 B Dans cet exemple, un ballon de 4 mm atteint son diamètre nominal lorsqu'une pression de 6 atm est appliquée. La pression d'éclatement est de 10 atm. Un ballon de 6 mm du même fabricant/classe atteint son diamètre nominal à 5 atm et a une pression d'éclatement nominale de 8 atm.

Stents

Un stent est un implant creux qui est appliqué sur le site cible (figure 5.15). La conception de base d'une endoprothèse consiste en un treillis métallique ou métalloïde. Les systèmes de pose de stents peuvent également avoir une configuration coaxiale/OTW ou à échange rapide (monorail). Les différences de conception et les considérations relatives à la longueur des fils conducteurs décrites dans la section sur les ballons s'appliquent également ici. Les stents sont généralement classés comme suit :

- Stent simple (métal nu) : treillis simple

- Endoprothèse couverte (« stent graft ») : le treillis est recouvert de tissu, ce qui le rend imperméable au sang.
- Stent à élution de médicament : le stent est recouvert d'un médicament.

La résistance à la traction, la force radiale et la conformabilité peuvent être modifiées pour produire une grande variété d'endoprothèses à des fins diverses. Toutes les endoprothèses peuvent être agrandies après leur déploiement à l'aide d'un ballonnet. Le terme "stent expansible par ballonnet" fait référence à un type de stent qui, entre autres propriétés, est pré-chargé sur un ballonnet puis déployé en gonflant ce ballonnet. D'autres stents sont déployés par divers mécanismes selon les recommandations du fabricant. Ces endoprothèses peuvent être dilatées à l'aide d'un ballonnet après leur déploiement. Une demande de stent comprend le diamètre du stent, la longueur du stent, la longueur de la tige (longueur utile), le diamètre du fil qui conduit le stent et la taille de la gaine conductrice.

Exemples de diamètres de stent : 3mm, 4mm, 6mm, 10mm.

Exemples de longueurs de stent : 20 mm, 28 mm, 38 mm, 40 mm, 60 mm, 120 mm.

Exemples de longueurs de tige (longueur utile) : 75 cm, 80 cm, 135 cm.

Exemples de diamètres de fils conducteurs : 0,014 pouces, 0,018 pouces, 0,035 pouces.

Exemples de diamètres de gaines conductrices : 4Fr, 5Fr, 6Fr, 7Fr.

Une demande pour un stent de 8mm par 40mm sur une tige de 135cm implique un stent de 8mm de diamètre et 40mm de long, monté sur un système de délivrance de 135cm de long. L'emballage du dispositif précise que le dispositif doit être acheminé sur un fil de 0,035 pouces et à travers une gaine d'au moins 6Fr de diamètre.

Préparation

-Il existe une grande variabilité dans les mécanismes de mise en place et de déploiement des stents. Cependant, il est souvent nécessaire de rincer l'orifice du fil.

-Les endoprothèses montées sur ballonnet ont un orifice de fil et un orifice de gonflage. Il est essentiel de rincer l'orifice du fil mais pas l'orifice de gonflage. Un gonflage erroné de l'orifice de gonflage pendant la préparation entraînera un déploiement prématuré de l'endoprothèse. L'orifice pour fil métallique se trouve généralement à l'extrémité externe du dispositif, tandis que l'orifice de gonflage est incliné par rapport à l'axe longitudinal du dispositif. La plupart des fabricants étiquettent également ces orifices pour plus de clarté.

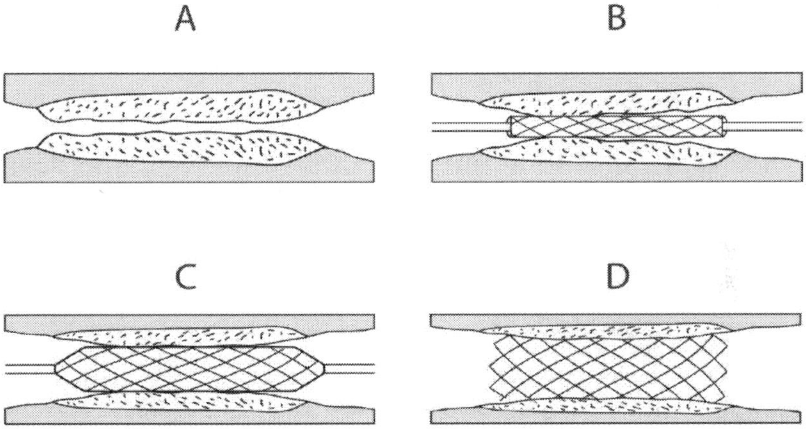

Figure 5.15 Stents. A : Lésion ; B : Stent pré-déployé en position ; C : Stent déployé ; D : Dispositif retiré.

Adjuvant pour ballon : dispositif d'insufflation

Ce dispositif est utilisé pour générer le gonflage contrôlé d'un ballonnet ou le déploiement d'un stent monté sur ballonnet (figure 5.16). L'insufflateur est chargé d'un produit de contraste (par exemple, un produit de contraste au tiers ou au quart). Le contraste dans l'insufflateur/ballon permet de visualiser le ballon en expansion sous fluoroscopie. La pression manuelle générée par l'opérateur est transmise au ballon à travers la chambre remplie de fluide. La pression appliquée est mesurée par le manomètre. Les recommandations du fabricant concernant la plage de pressions à utiliser doivent être référencées sur la notice d'emballage. Les insufflateurs sont dotés d'un mécanisme de verrouillage qui permet de bloquer le ballon en position, gonflé ou dégonflé. De grandes seringues peuvent également être utilisées pour gonfler les ballons dans les gros vaisseaux sanguins. Cependant, la pression appliquée n'est pas contrôlée.

Préparation

- Chargez l'insufflateur avec du contraste, sans remplir la chambre (figure 5.17).

- Laissez un peu d'espace dans la chambre pour permettre d'appliquer une pression négative après sa fixation au ballon.

- Purgez tout excès d'air.

- Appliquez une pression négative à l'insufflateur après l'avoir fixé à l'orifice de gonflage. Inclinez l'insufflateur de façon à ce que le fluide remplisse la partie inférieure de la chambre de contraste et que l'air résiduel dans le ballonnet et le tractus de conduction soit déplacé vers la partie supérieure de la chambre de contraste avant l'insufflation. Cela minimise l'artefact d'air pendant le gonflage ainsi que le risque d'embolie dans le cas rare où le ballon se romprait pendant l'utilisation.

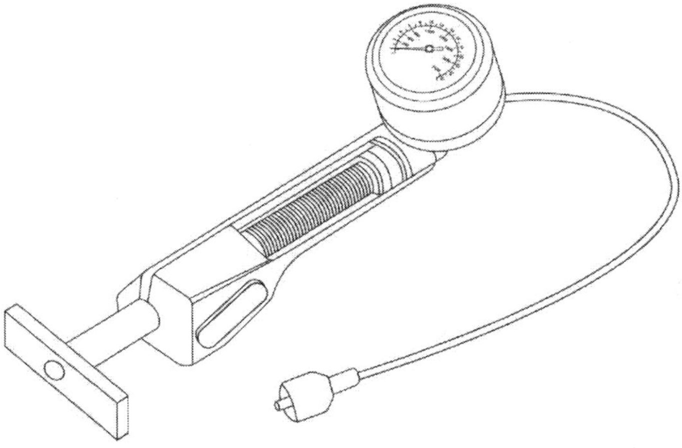

Figure 5.16 Insufflateur

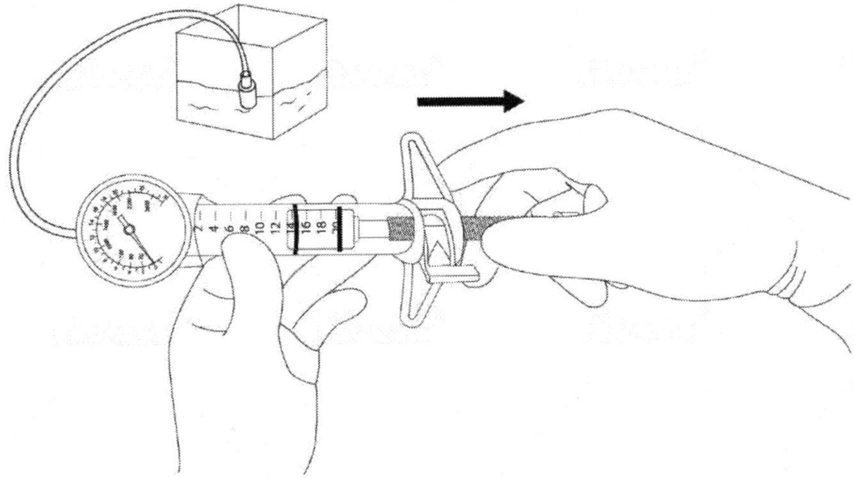

Figure 5.17 A Remplissage partiel de la chambre avec le produit de contraste (dilution)

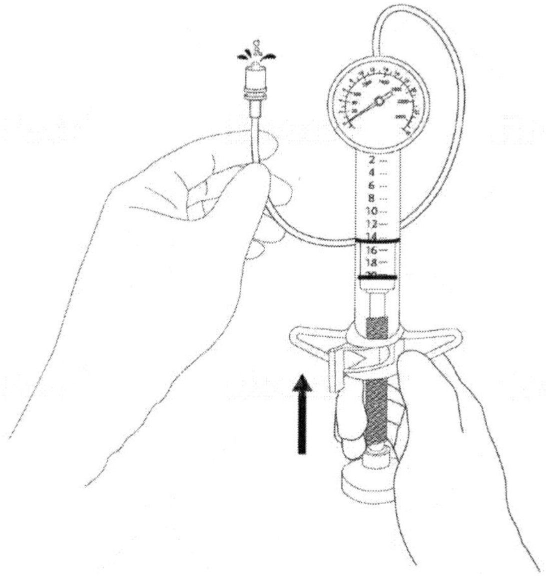

Figure 5.17 B Purge de l'excès d'air

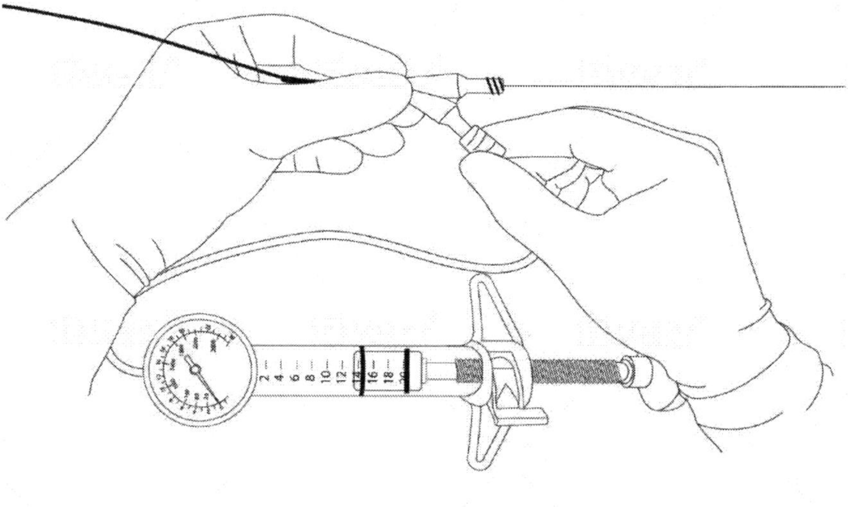

Figure 5.17 C Fixation de l'insufflateur à l'orifice d'insufflation de l'appareil

Dispositifs spécialisés

Il existe un large éventail de dispositifs et d'implants permettant d'intervenir sur le système cardiovasculaire, au-delà de ceux décrits dans la section précédente. Ils comprennent, sans s'y limiter, les dispositifs suivants :

- Dispositifs de thrombectomie/embolectomie
- Dispositifs thrombolytiques
- Dispositifs d'embolisation
- Dispositifs de protection contre l'embolie
- Dispositifs d'athérectomie
- Dispositifs de fixation des endogreffes
- Écarteurs
- Dispositifs de ré-entrée
- Dispositifs d'ablation
- Dispositifs de réserve de débit fractionné
- Dispositifs de transduction de pression
- Dispositifs de fermeture de l'appendice auriculaire
- Valves et clips médicaux

Leur conception, méthode de préparation et déploiement varient considérablement. Ces descriptions dépassent le cadre de cet ouvrage. Cependant, elles peuvent être trouvées dans les guides des fabricants respectifs.

Contraste

Les agents de contraste sont des fluides radio-opaques injectés dans le corps afin de délimiter l'anatomie sous fluoroscopie. Les agents de contraste sont également utilisés pour gonfler les ballons afin que leur expansion puisse être visualisée en temps réel. Parmi les agents de contraste couramment utilisés figurent les composés contenant de l'iode et le gaz carbonique. Il est important de demander à l'opérateur le type et la concentration d'agent de contraste souhaités. Un produit de contraste « à moitié » contient du produit de contraste et de la solution saline à parts égales. Un produit de contraste « au quart » contient une part de produit de contraste pour trois parts de solution saline.

Seringue

Étant donné que différents liquides ou médicaments peuvent être injectés au cours de l'intervention, il est recommandé d'utiliser des seringues avec code-couleur ou étiquetage afin de suivre le contenu des différents liquides et éviter toute erreur d'injection. Ne remplissez pas complètement la seringue de liquide et purgez l'excès d'air (figure 5.18). L'espace supplémentaire dans la chambre permet à l'opérateur d'appliquer une pression négative avant d'injecter le contenu de la seringue.

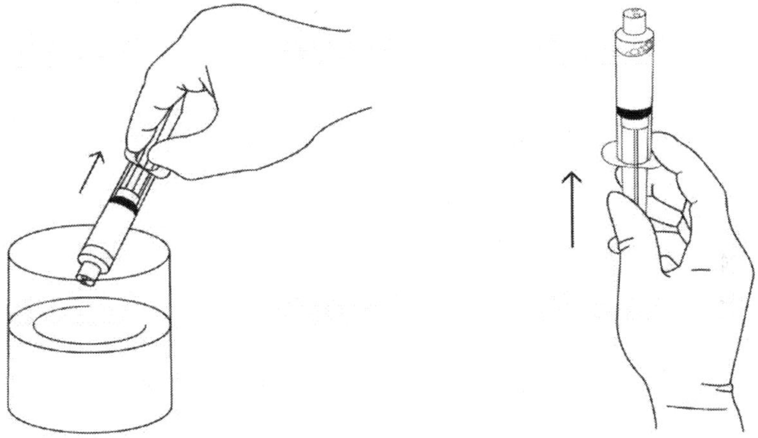

Figure 5.18 Chargement d'une seringue. Chargez partiellement la seringue, puis purgez l'excédent d'air. Cela laisse ainsi de l'espace afin d'appliquer une pression négative après fixation au dispositif.

Fournitures

Les scalpels, sutures, ciseaux, pinces, clamps, la gaze et les règles radio-opaques sont quelques-unes des fournitures courantes pouvant être utilisées pour ces procédures. La liste exacte des fournitures nécessaires dépendra de l'intervention et les fournitures sont souvent fournies dans des paquets standardisés ou sont facilement accessibles dans les salles de procédure.

Dispositifs de fermeture

À la fin de la procédure, l'accès créé dans le vaisseau doit être scellé pour éviter tout saignement. Une pression manuelle ainsi que plusieurs dispositifs de fermeture disponibles dans le commerce peuvent être utilisés à cet effet. Voir le chapitre 6 pour la technique de fermeture manuelle de l'accès vasculaire.

Les procédures à base de fils et de cathéters dans le lit neurovasculaire sont intolérantes aux débris emboliques. Cela justifie des mesures supplémentaires dans la préparation des dispositifs déployés dans ce domaine afin de minimiser le risque d'accident vasculaire cérébral. Les mesures supplémentaires prises pour s'assurer que les dispositifs sont dépourvus d'air ou de débris susceptibles de s'emboliser dans le cerveau peuvent inclure le gonflage et le dégonflage des ballons et le rinçage ou l'immersion de l'extrémité du dispositif dans un liquide avant son insertion. Le type et l'étendue de la préparation varient selon le dispositif et doivent être communiqués à l'opérateur.

Les étapes de préparation du dispositif décrites dans ce chapitre sont génériques et en aucun cas exhaustives. Les étapes de préparation varient selon le dispositif et le fabricant. Il est important de suivre la méthode de préparation recommandée par le fabricant.

Chapitre 6

EXÉCUTION, COMMUNICATION ET SÉCURITÉ

De nombreux aspects des procédures basées sur les fils et les cathéters ressemblent à une danse chorégraphiée. Les actions sont anticipées et s'accompagnent en douceur de réactions prévisibles. Les connaissances et les étapes préparatoires décrites dans les chapitres précédents mènent à l'exécution de la procédure. L'objectif de ces procédures est de diagnostiquer un problème ou de traiter une lésion. Dans certains cas, la procédure commence par un objectif de diagnostic et évolue vers des objectifs thérapeutiques. Les étapes dépendent du type de procédure ; dans certains cas, il existe plusieurs approches. La description des étapes de ces procédures dépasse le cadre de ce texte, mais certains concepts généraux pour une exécution sûre et réussie sont décrits ci-dessous.

Le personnel, l'équipement et la préparation des dispositifs doivent être conformes aux normes de précaution en matière d'asepsie (stérilité) et de radioprotection. Ces normes comprennent :

- Recouvrir les cheveux, les yeux, le nez et la bouche.
- Précautions pour minimiser l'exposition aux radiations, comme indiqué au chapitre 3.
- Lavage des mains.

- Tenue stérile et résistante aux fluides pour tout le personnel se trouvant dans le champ stérile : blouses, gants.
- Préparation et drapage stériles des parties pertinentes du patient.
- Drapage stérile des surfaces et des équipements dans le champ stérile : appareil de fluoroscopie, sondes et cordons d'échographie, panneaux de commande, écrans de protection contre les radiations.

La procédure doit commencer par une pause de sécurité au cours de laquelle on passera en revue l'identité du patient et du personnel, le côté du corps et l'endroit de la procédure, les objectifs, l'équipement, les allergies et les mesures prises pour atténuer les risques d'infection. Il est bon d'encourager tout membre du personnel présent à s'exprimer à tout moment de la procédure s'il/elle remarque un événement susceptible de compromettre la sécurité du patient ou du personnel.

Ensuite, la procédure se déroule de la manière nécessaire pour atteindre l'objectif diagnostique ou thérapeutique. L'idée générale consiste à utiliser des aiguilles, des fils, des cathéters et des gaines pour accéder au système vasculaire à un endroit donné, puis à parcourir la longueur, les tournants et les branches de l'arbre cardiovasculaire pour atteindre la cible du diagnostic ou du traitement (figure 6.1). Les sites courants d'accès au système vasculaire comprennent les emplacements radiaux, brachiaux, axillaires, fémoraux, tibiaux et carotidiens. Selon le site, l'accès peut être percutané ou ouvert (via une incision). Les sites d'accès vasculaires peuvent également être classés comme antérogrades ou rétrogrades en fonction de la direction du flux sanguin. Par exemple, l'accès fémoral avec l'aiguille et les dispositifs pointant vers le céphalique est rétrograde, tandis que l'accès fémoral avec l'aiguille et les dispositifs pointant vers le caudal est antérograde. Une fois l'accès vasculaire obtenu, les débutants et le personnel péri-procédural peuvent être amenés à participer à la récupération, à la préparation, à l'échange, à la livraison ou au déploiement des dispositifs. D'où la nécessité de se familiariser avec le contenu de cet ouvrage.

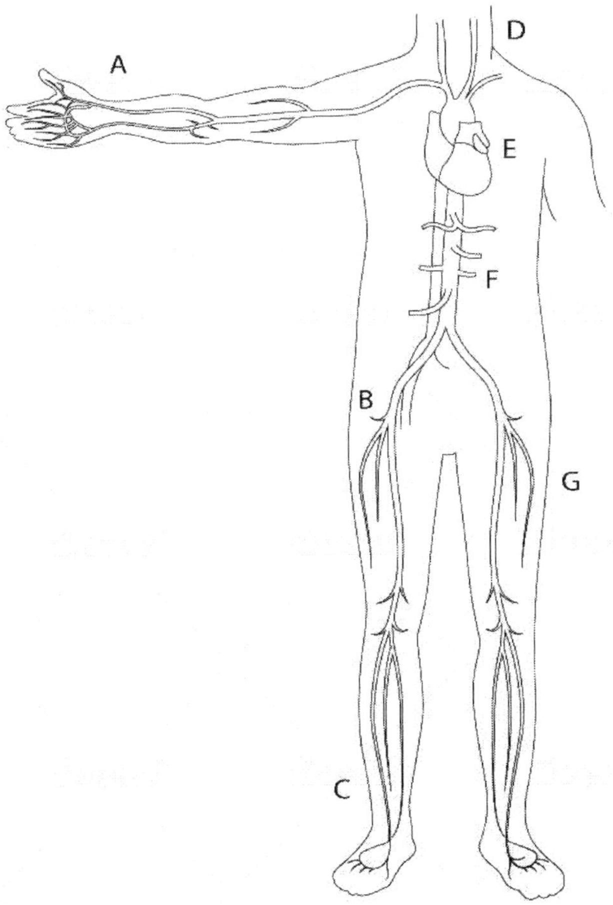

Figure 6.1 Sites d'accès et d'intervention. Il est possible d'accéder au système vasculaire à différents endroits, tels que les vaisseaux radiaux (A), fémoraux (B) et tibiaux (C), pour des interventions diagnostiques ou thérapeutiques dans d'autres endroits, tels que les lits vasculaires carotidiens (D), coronariens (E), viscéraux (F) ou des membres inférieurs (G).

La plupart des procédures impliquent plusieurs échanges de dispositifs/outils et le nombre d'échanges augmente avec la complexité de la procédure. Il est important d'identifier les composants de l'assemblage qui doivent bouger et ceux qui doivent rester fixes lors du chargement ou du déchargement d'un dispositif. Par exemple, lors du chargement d'un cathéter sur un fil, le cathéter est le composant mobile de l'assemblage, tandis que le fil est statique. Ce principe s'applique également au chargement d'une gaine ou de tout autre dispositif sur un fil. Inversement, lors du déchargement d'un dispositif tel qu'un cathéter, un ballon ou un système de pose d'endoprothèse, le dispositif à décharger est le composant mobile de l'ensemble, tandis que le fil et la gaine sont maintenus en place. L'action coordonnée de deux personnes peut être nécessaire pour charger ou décharger un dispositif efficacement et en toute sécurité, sans perturber le composant fixe de l'ensemble. Stabiliser ses deux mains sur une surface rigide pendant la mise en place ou le retrait du dispositif évite de perdre la position du fil.

Chargement du dispositif

Avant de charger le dispositif, il convient de prêter attention à la longueur de l'arbre du dispositif (longueur utile) par rapport à la longueur de fil disponible à l'extérieur du corps. La longueur du fil à l'extérieur du corps doit être supérieure à la longueur utile du dispositif afin de garantir que le dispositif puisse être mis en place sans que le fil ne perde sa position dans le corps. La technique de mise en charge du dispositif (« pin and push ») peut être réalisée en quatre phases :

Phase 1 : charger l'extrémité du dispositif sur le fil.

Phase 2 : avancer le dispositif sur le fil jusqu'à ce que l'extrémité externe du fil sorte de l'orifice arrière du dispositif.

Phase 3 : faire avancer le dispositif jusqu'à ce que son extrémité avant atteigne le site d'accès à la gaine/au vaisseau.

Phase 4 : faire avancer le dispositif dans la gaine/le corps jusqu'à ce que l'extrémité avant atteigne l'emplacement cible.

Phase 1 : chargement de l'extrémité du dispositif sur le fil.

Charger l'extrémité d'un dispositif sur un fil ou insérer un fil dans un cathéter peut être simple ou peut aussi être source de tremblements très amusants. La coordination manuelle et visuelle nécessaire pour charger l'extrémité d'un dispositif sur un fil peut être améliorée en tirant parti des propriétés tactiles et spatiales de la pulpe et de l'extrémité des doigts. Pour ce faire, on peut stabiliser le dispositif récepteur dans une prise en pince entre la pulpe de l'index et le bout du pouce (figure 6.2A). Le dispositif secondaire est ensuite inséré à l'aide de la main controlatérale. Cette technique est souvent plus efficace que la connexion des dispositifs dans l'espace (figure 6.2B). Le dispositif avancé sur le fil peut également être précédé d'une gaze humide. Cela permet d'éliminer tout résidu de sang sur le fil, de le lubrifier et d'améliorer l'efficacité du transfert (figure 6.3).

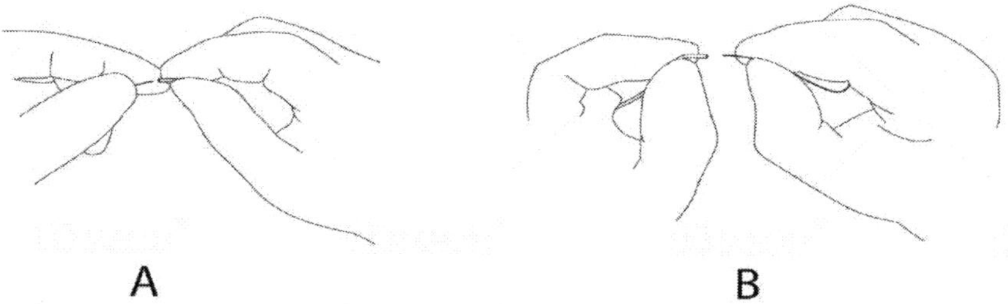

Figure 6.2 Le chargement des dispositifs sur un fil sur la pulpe de l'index (A) est souvent plus efficace que le chargement dans l'espace (B).

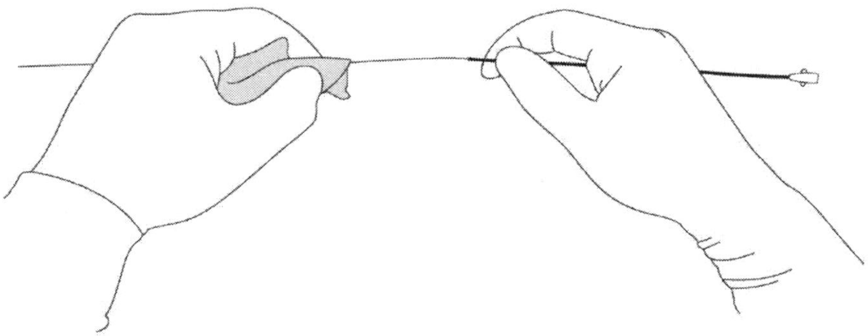

Figure 6.3 Le chargement des dispositifs sur un fil peut être précédé d'une gaze pour lubrifier et débarrasser le fil des débris.

Phase 2 : faire avancer le dispositif sur le fil jusqu'à ce que l'extrémité externe du fil sorte du dispositif.

- Étape 1 : pincez le fil entre l'extrémité du pouce et la pulpe de l'index. Cette opération est réalisée avec la main (main 1) la plus proche de la gaine/de l'accès vasculaire (figure 6.4). Cette manœuvre permet de maintenir le fil immobile pendant la phase de poussée.

- Étape 2 : avec la deuxième main (main 2), avancez l'extrémité avant du dispositif sur le fil jusqu'à ce qu'elle atteigne la position de la main 1 (figures 6.5 et 6.6).

• Étape 3 : déplacez la main 1 vers un nouvel emplacement sur le fil, loin de l'extrémité avant du dispositif et plus près de la gaine/du site d'accès vasculaire/du corps (figure 6.7).

La main 1 pince le fil au nouvel emplacement pour lancer un autre cycle d'étapes 1, 2 et 3. Ces étapes sont répétées jusqu'à ce que l'extrémité extérieure du fil sorte de l'orifice arrière du dispositif (figure 6.8). En fonction de la longueur du fil et du dispositif, il peut être nécessaire qu'une deuxième personne surveille le fil lorsqu'il sort de l'extrémité extérieure du dispositif et communique que cet événement s'est produit. Par exemple : "J'ai le fil".

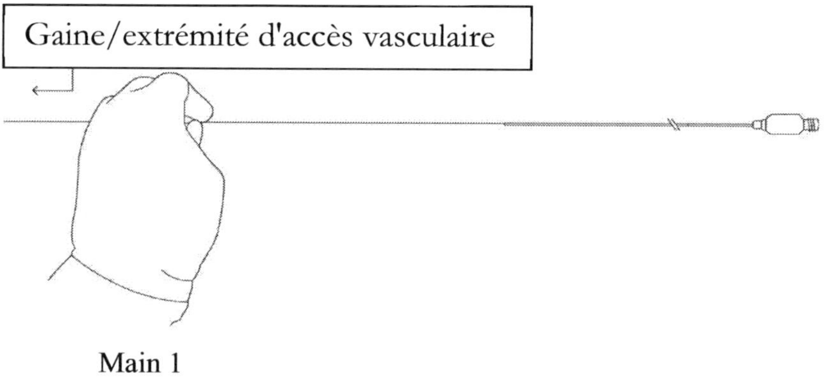

Figure 6.4 Coincer le fil entre le bout du pouce et la pulpe de l'index. Cette opération est réalisée avec la main (main 1) qui est la plus proche de la gaine/de l'accès vasculaire.

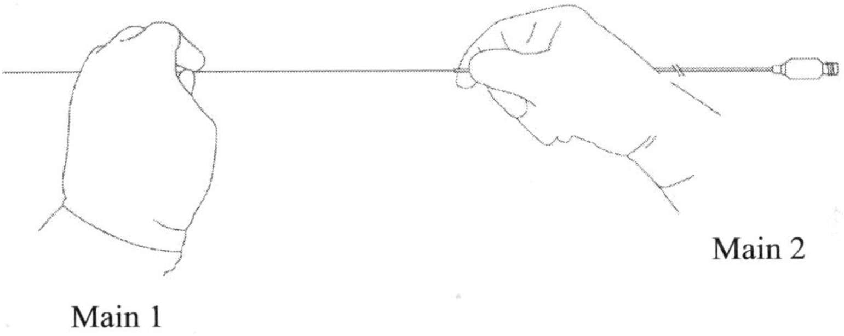

Figure 6.5 Saisir l'extrémité antérieure du dispositif.

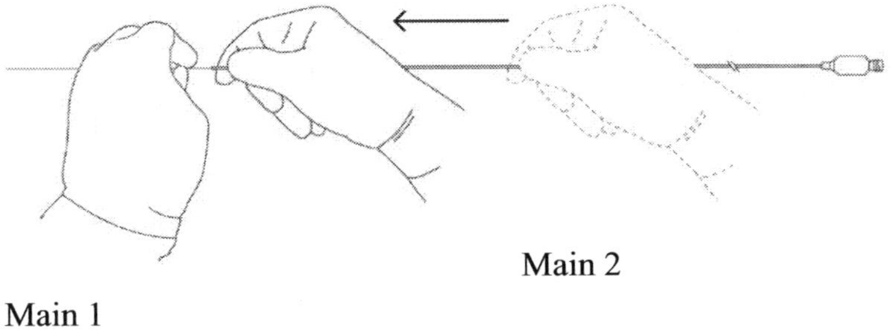

Figure 6.6 Avancer (pousser) l'extrémité avant du dispositif sur le fil jusqu'à ce qu'elle atteigne la position de la main 1.

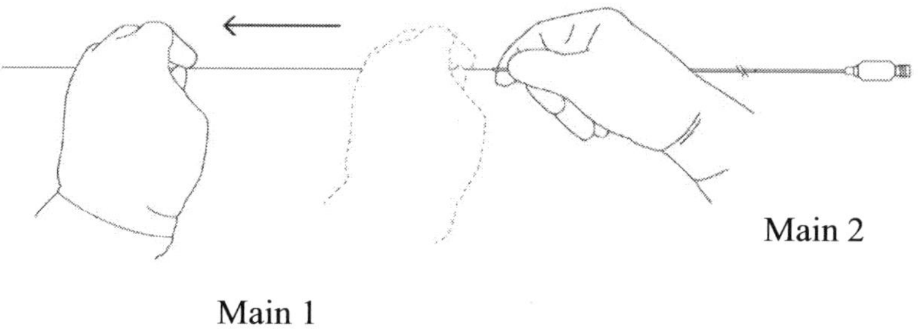

Figure 6.7 Déplacer la main 1 vers un nouvel emplacement sur le fil, loin de l'extrémité avant du dispositif et plus près de la gaine/du site d'accès vasculaire/du corps.

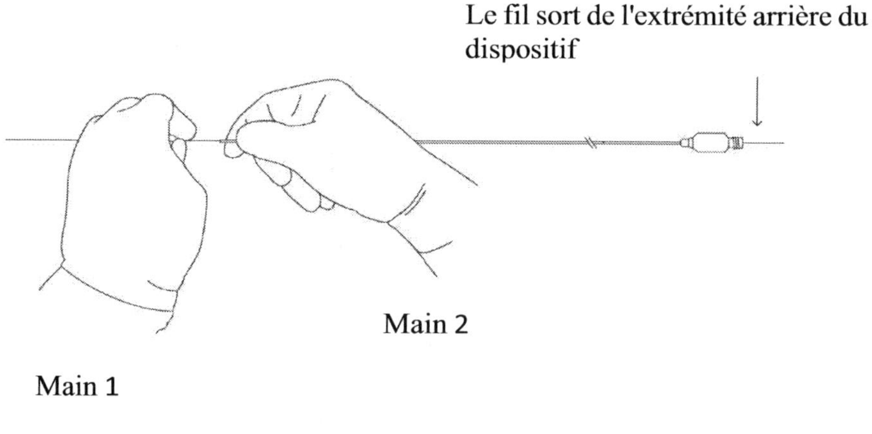

Figure 6.8 Répéter la séquence consistant à épingler le fil et à pousser le dispositif par-dessus jusqu'à ce que l'extrémité externe du fil sorte de l'extrémité arrière du dispositif.

La distance entre les mains 1 et 2, le long de laquelle la main 2 se déplace pour avancer le dispositif vers la main 1, ne doit pas être trop grande. Un excès de "déplacement" peut provoquer une courbure du fil (figure 6.9). D'un autre côté, la distance de déplacement doit être suffisamment longue pour permettre un échange efficace. La distance idéale varie en fonction du type de fil, de la taille du dispositif, de la friction entre le dispositif et le fil et de l'expérience. La prudence est de mise lors du chargement de dispositifs dotés d'embouts spéciaux. Il s'agit notamment des embouts de dispositifs avec un revêtement médicamenteux ou des composants qui ne devraient pas être touchés ou compressés. Il est conseillé de se conformer aux recommandations du fabricant.

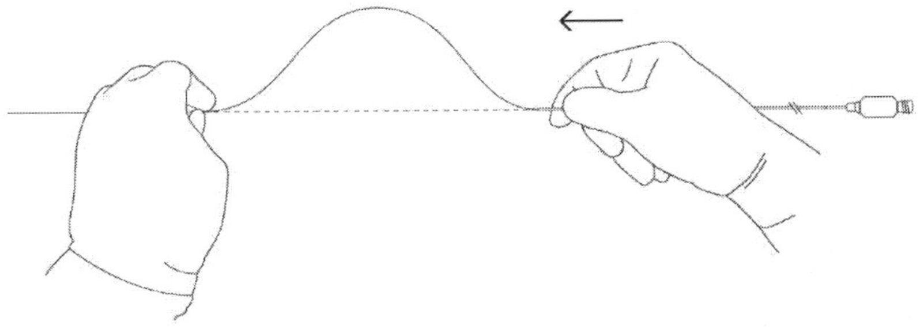

Figure 6.9 La distance de déplacement pendant la phase de poussée ne doit pas être trop longue pour éviter la courbure du fil.

Phase 3 : faire avancer le fil jusqu'à ce que l'extrémité avant atteigne la gaine.

Dans une configuration à une personne :

- Étape 1 : déplacer la main 2 vers le segment de fil distal de l'extrémité extérieure du dispositif. Épinglez le fil à cet endroit (figure 6.10).

- Étape 2 : avec la main 1, faire glisser le dispositif sur le rail de fil jusqu'à ce que l'extrémité avant atteigne le centre de la gaine/point d'accès (figure 6.10).

Cette phase peut également être accomplie avec l'aide d'un assistant, surtout lorsqu'on travaille avec un long dispositif ou un long fil. Dans cette configuration, la deuxième personne épingle le fil distal par rapport au dispositif pour former l'ensemble fil-rail. Ensuite, la première personne fait glisser le dispositif le long du rail jusqu'à la gaine à l'intérieur du corps.

Lorsque le dispositif est grand ou que la friction entre le dispositif et le fil est importante, il peut être nécessaire pour la personne 1 de faire avancer le dispositif en plusieurs étapes plutôt qu'en un seul mouvement. Dans ce cas, la personne 2 devra suivre l'extrémité distale du dispositif au fur et à mesure qu'il avance et pincer le fil qui est immédiatement distal par rapport à cette extrémité. Bien entendu, la personne 2 ne lâchera le fil pour se repositionner à un nouvel endroit uniquement lorsque le dispositif n'est pas déplacé.

Sinon, la position du fil sera perdue. Alternativement, la personne 2 alternera entre ses deux mains pour fixer le fil immédiatement distal par rapport au dispositif qui avance, de sorte que le contrôle du fil n'est compromis à aucun moment.

Les étapes de la phase 2 pourraient être répétées jusqu'à ce que l'extrémité avant du dispositif atteigne le centre de la gaine/du point d'accès. Cependant, il est souvent plus efficace de faire glisser le dispositif sur le fil, après que le segment de fil distal par rapport au dispositif ait été épinglé.

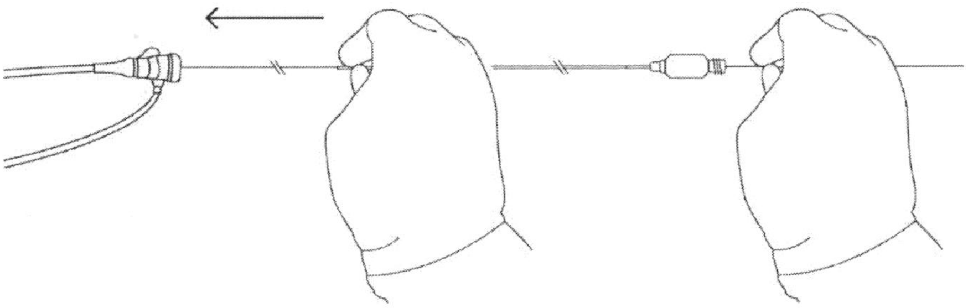

Figure 6.10 Pincer le fil qui est en position distale par rapport au dispositif et faire glisser le dispositif le long du rail métallique jusqu'à ce que l'extrémité avant atteigne la gaine/point d'accès.

Phase 4 : faire avancer le dispositif dans la gaine/le corps jusqu'à ce que l'extrémité avant atteigne l'emplacement cible.

Le rail de fil est maintenu soit par la main 2, soit par la personne 2. Le dispositif est avancé jusqu'à ce que l'extrémité avant atteigne l'emplacement cible du corps. Cette phase est généralement réalisée sous guidage fluoroscopique. Les étapes susmentionnées deviennent fluides et automatiques avec la pratique et l'expérience.

Déchargement du dispositif (Appareil)

La technique de déchargement du dispositif par épinglage et traction peut être réalisée en deux phases.

Phase 1 : retirer le dispositif jusqu'à ce que l'extrémité interne sorte de la gaine/du corps.

Phase 2 : glisser le dispositif hors du fil.

Phase 1 : retrait du dispositif jusqu'à ce que l'extrémité interne sorte de la gaine/du corps.

- Étape 1 : la personne 1 stabilise la gaine afin qu'elle ne se retire pas du patient lors du retrait du dispositif (Figure 6.11). Si le dispositif retiré est la gaine d'accès vasculaire, la personne 1 se prépare à contrôler manuellement le site d'accès (par compression) jusqu'à ce que le contrôle de celui-ci soit repris par un autre dispositif.

Les étapes suivantes sont exécutées par la personne 2.

- Étape 2 : pincer le fil avec la main la plus éloignée du dispositif (main 1). Cela permet de stabiliser le fil afin qu'il ne bouge pas pendant la phase de traction (figure 6.11).

- Étape 3 : avec la main 2, tirer le dispositif sur le fil jusqu'à ce que le centre atteigne la position de la main 1 sur le fil (figure 6.11).

- Étape 4 : déplacer la main 1 vers une position éloignée du dispositif sur le fil et l'épinglez le à cet endroit (figure 6.12).

Cette séquence consistant à pincer le fil et à tirer le dispositif par-dessus est répétée (figures 6.13 et 6.14) jusqu'à ce que l'extrémité intérieure du dispositif sorte de la gaine (figure 6.15). A ce moment, le personnel 1 épingle le fil à cet endroit et communique que le dispositif est sorti de la gaine. Par exemple : "J'ai le fil".

Phase 2 : faire glisser l'appareil hors du fil.

- Étape 1 : la personne 1 pince le fil entre la gaine et l'extrémité interne du dispositif et communique que cela a été fait (figure 6.15).

- Étape 2 : la personne 2 fait glisser le reste du dispositif hors du fil.

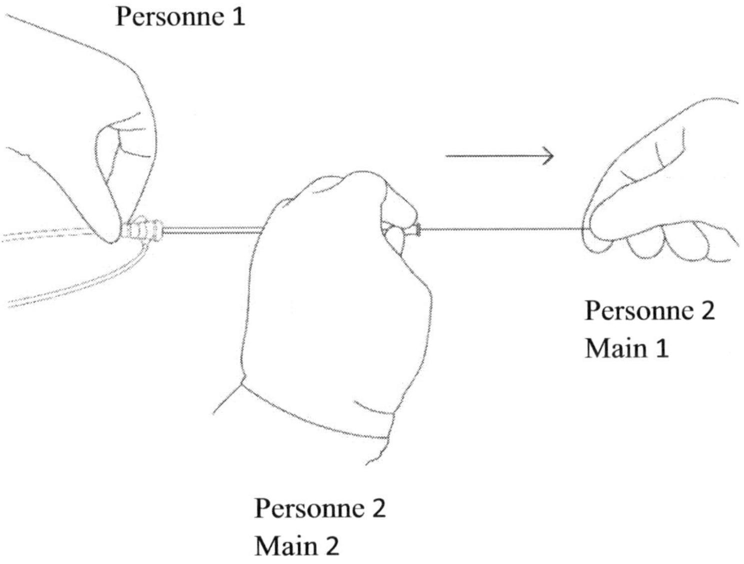

Figure 6.11 La personne 1 tient la gaine. La personne 2-main 1 pince le fil. La personne 2-main 2 tire le dispositif.

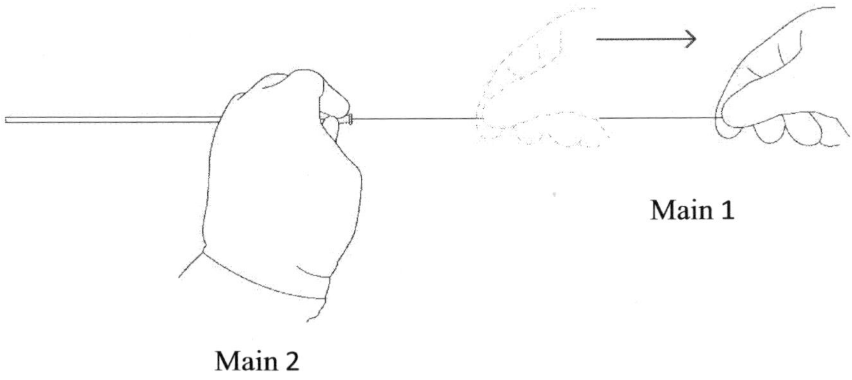

Figure 6.12 La main 1 se déplace vers un nouvel emplacement sur le fil.

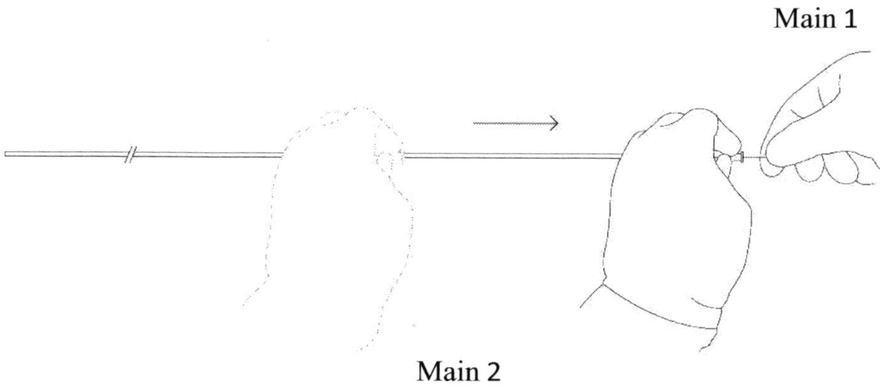

Figure 6.13 La main 2 tire le dispositif vers la main 1.

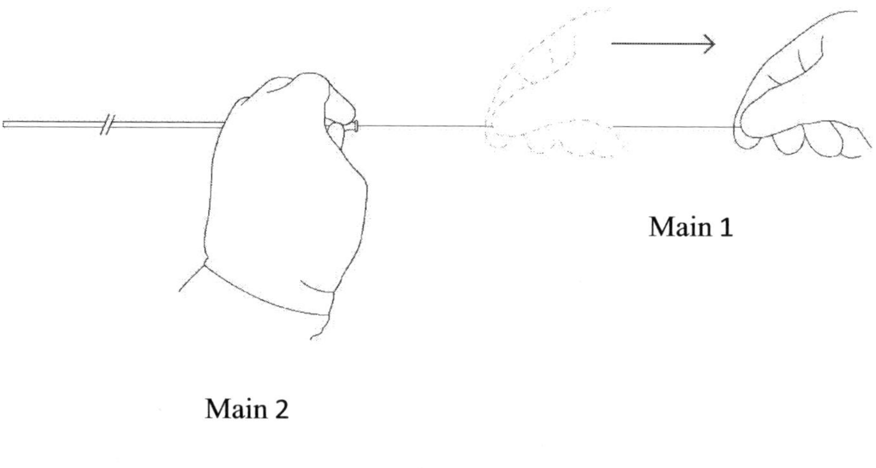

Figure 6.14 La main 1 se déplace vers un nouvel emplacement sur le fil.

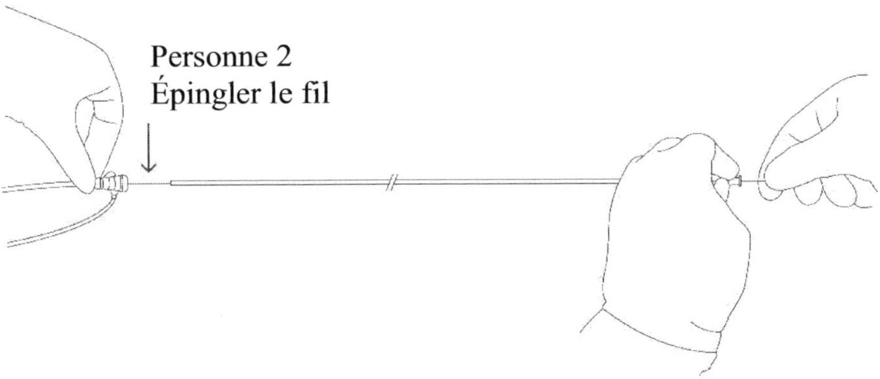

Figure 6.15 La personne 1 pince le fil entre la gaine et l'extrémité du dispositif et communique que cela a été fait.

Comme pour le chargement d'un dispositif, la distance entre les deux mains (sur laquelle la phase de traction sera exécutée) doit être courte afin que le fil ne se déforme pas entre elles. Cette distance doit également être suffisamment longue pour permettre un déchargement efficace. L'équilibre entre efficacité et sécurité est atteint avec la pratique et l'expérience.

- Les échanges de dispositifs sur des fils hydrophiles nécessitent une attention particulière. Ces fils sont collants lorsqu'ils sont secs, d'où la nécessité de les essuyer après chaque utilisation et de les humidifier avant de les utiliser. Le chargement des dispositifs précédé d'une gaze humide est utile à cet égard. À l'inverse, les fils hydrophiles sont glissants lorsqu'ils sont mouillés et sont sujets à une perte de contrôle. La prise en pince, telle que décrite précédemment (figure 5.3), est utile pour assurer le contrôle manuel. Des techniques de contrôle de la position du fil peuvent être déployées pour reconnaître et remédier au délogement du fil. Ces techniques sont les suivantes :

- La confirmation intermittente de la position de l'extrémité interne du fil sous fluoroscopie au fur et à mesure de l'échange du dispositif.

- Marquage et contrôle de l'extrémité externe du fil sur une surface fixe. Pour ce faire, la position de l'extrémité externe du fil est marquée sur la table avec un marqueur ou un objet avant l'échange du dispositif. La position de l'extrémité externe du fil est surveillée par rapport à cette marque pendant l'échange. Il convient de noter que l'extrémité interne du fil peut toujours être délogée si le fil se déplace n'importe où entre les extrémités interne et externe, d'où la nécessité de maintenir méticuleusement la position rigide du fil.

Perte d'accès

Une fois l'accès au système vasculaire et à la cible obtenue, il est important de le maintenir. La perte d'accès due au délogement du fil, du cathéter ou de la gaine peut être frustrante pour plusieurs raisons :

- L'accès vasculaire et la traversée de l'arbre cardiovasculaire jusqu'à la cible peuvent prendre beaucoup de temps. La perte d'accès nécessite de répéter des manœuvres, ce qui allonge la durée de l'intervention.
- Un délogement vers l'avant non contrôlé comporte un risque de perforation, de dissection et d'embolisation.
- Les manœuvres pour retrouver l'accès augmentent le risque d'embolisation, de dissection et d'autres complications.
- La perte d'accès au niveau du site d'entrée vasculaire entraîne une hémorragie.
- Il peut être impossible de rétablir l'accès, ce qui compromet le succès de l'intervention.

Une configuration donnant priorité à l'organisation, à l'élimination du risque de chute des appareils, à la communication et à l'échange méticuleux des appareils est essentielle pour éviter la perte d'accès et les risques susmentionnés.

- Éviter d'encombrer la table arrière en organisant les appareils entre les utilisations de manière à pouvoir les retrouver facilement. Jeter les emballages et les dispositifs dont vous êtes certains qu'ils ne seront pas réutilisés.
- Utiliser des rallonges de table le long de l'axe d'accès afin de soutenir les dispositifs et empêcher tout mouvement involontaire sous l'effet de la gravité (figure 6.16).
- Communiquer clairement.
- Échanger les dispositifs de manière méticuleuse.

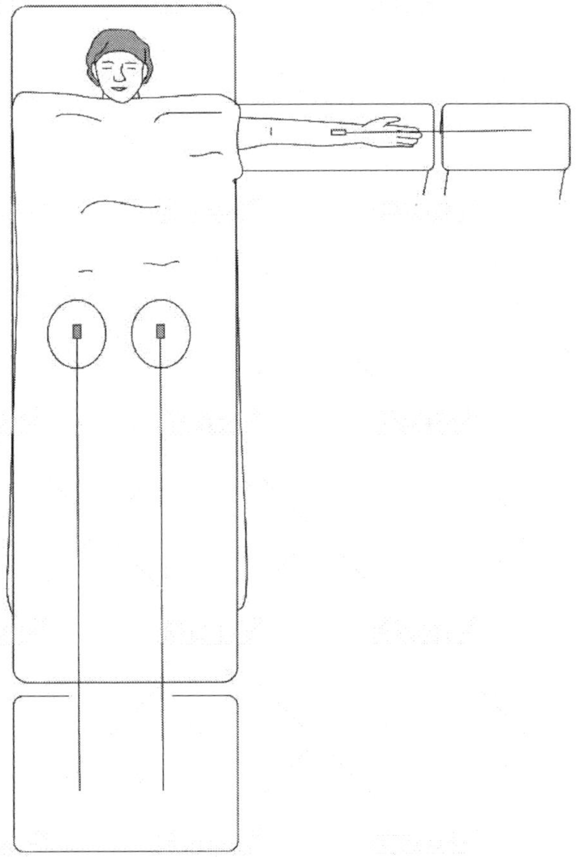

Figure 6.16 Les extensions de table le long de l'axe d'accès peuvent stabiliser les dispositifs, fournir une surface de support pour les échanges et minimiser le délogement et la perte d'accès.

Fermeture

La localisation anatomique, les caractéristiques du vaisseau, la taille du trou pratiqué dans le vaisseau et le degré d'anticoagulation sont quelques-uns des facteurs pris en compte pour choisir la manière de fermer les points d'accès vasculaires. Une pression manuelle ou un dispositif de fermeture peut être utilisé pour sceller le trou pratiqué dans le vaisseau. La description des différents dispositifs de fermeture dépasse le cadre de ce texte. Cependant, les détails de leur description, préparation et déploiement sont fournis par les fabricants.

La pression manuelle est une méthode fiable de fermeture du site d'accès. L'objectif est d'appliquer une pression sur le trou dans le vaisseau, suffisamment longtemps pour permettre à un caillot de le sceller et pour permettre une guérison ultérieure. Il est important de comprendre les relations anatomiques au niveau du site d'accès afin de sceller efficacement le trou et d'éviter les complications. Lors de l'obtention d'un accès vasculaire, l'aiguille est dirigée en biais et traverse la peau et le tissu sous-cutané avant de percer le vaisseau (Figure 6.17). La distance du trou dans le vaisseau à partir de la ponction cutanée dans le plan horizontal dépend de l'angle d'entrée de l'aiguille et de la profondeur du tissu sous-cutané. L'objectif de la fermeture de l'accès vasculaire doit être de sceller le trou dans le vaisseau. Une pression digitale appliquée un ou deux centimètres en amont de la ponction cutanée est généralement suffisante (Figure 6.18).

Le système veineux est moins pressurisé que le système artériel, de sorte que la durée et la quantité de pression nécessaires pour sceller une ponction veineuse sont inférieures à celles nécessaires pour sceller une ponction artérielle. La durée de la pression manuelle doit être discutée avec l'opérateur. Une technique incorrecte ou une durée inadéquate de la fermeture manuelle peuvent entraîner des complications potentiellement mortelles telles que des saignements et la formation de pseudo-anévrismes.

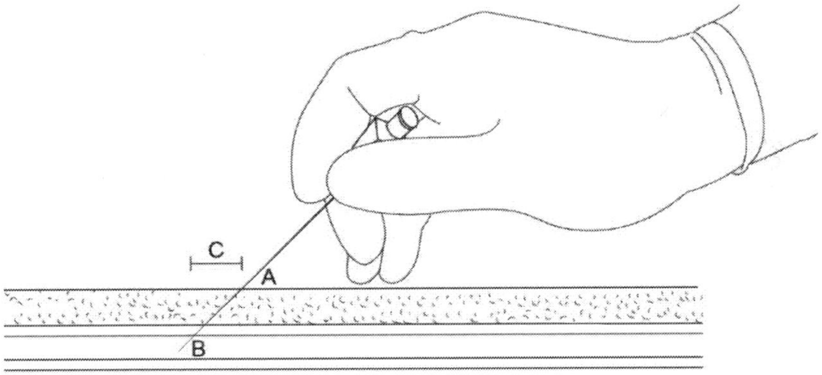

Figure 6.17 Accès vasculaire. A : site de ponction cutanée, B : site de ponction vasculaire, C : distance entre les sites de ponction cutanée et vasculaire dans le plan horizontal.

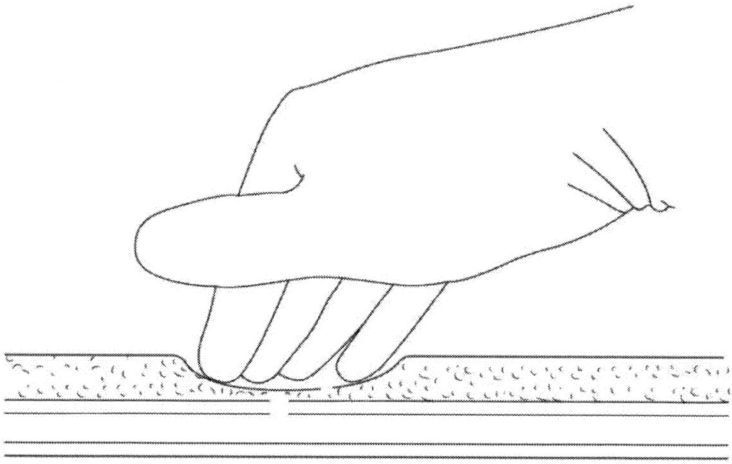

Figure 6.18 Fermeture du site d'accès vasculaire par pression manuelle.

Communication

Le travail d'équipe nécessaire à l'exécution sûre, efficace et réussie d'une intervention dépend en grande partie d'une communication efficace. Un processus en deux étapes de demande et de confirmation verbale avant l'exécution d'une action est recommandé pour s'assurer d'une compréhension commune. Ce processus est particulièrement important lorsqu'il s'agit de demander de retirer des outils ou des dispositifs du corps, car une mauvaise compréhension de ces demandes peut entraîner une perte d'accès. Les actions sur l'ensemble fil-dispositif sont souvent accompagnées d'une réaction concomitante. La communication favorise la synchronisation des actions, tandis que l'asynchronie peut entraîner une perte d'accès indésirable, un mauvais déploiement, des blessures ou d'autres mésaventures. L'inaction peut être justifiée à d'autres moments de la procédure. Ces éléments doivent être communiqués clairement et clarifiés si nécessaire. On ne saurait trop insister sur la nécessité d'une communication solide. Voici quelques déclarations couramment faites au cours d'une intervention :

"J'ai le fil."

"J'attrape le fil."

"Je lâche le fil."

"Vous avez demandé de retirer le fil, correct ?"

"Je tiens la gaine."

"Je retire le cathéter."

"Je tire sur la gaine."

La communication est un élément crucial de l'intervention et de la satisfaction du patient. Si la procédure et l'environnement peuvent être familiers pour le personnel, ils ne le sont pas pour le patient. Un patient éveillé doit être informé de ce qui se passe, et le personnel doit s'enquérir de son anxiété, de sa douleur ou de tout autre stimulus et y répondre. Il est important de communiquer de manière professionnelle à tout moment. Les patients peuvent ressentir l'atmosphère de la salle d'intervention, qu'elle soit cordiale ou non, ce qui peut affecter leur satisfaction générale. Le souvenir que les patients gardent d'une conduite ou d'une communication non professionnelle pendant une intervention peut réduire l'impact d'une intervention par ailleurs réussie. Il est possible d'entendre, de retenir et de se souvenir des conversations même sous sédatif.

Sécurité

La sécurité du patient et du personnel est une priorité absolue. Les connaissances et les compétences sont les éléments clés pour des interventions sûres. Il est important que le personnel s'exprime lorsqu'il remarque un événement imminent, en cours ou passé, constituant un risque pour la sécurité du patient ou du personnel. Par conséquent, il est important de promouvoir une culture dans laquelle le personnel peut parler librement des problèmes de sécurité et exprimer ses idées pour améliorer la qualité. Les cas où il est obligatoire de parler incluent, mais ne sont pas limités à, un manquement à la technique stérile ou à la radioprotection.

Des complications peuvent survenir et l'impact global d'une complication dépend de sa reconnaissance et de sa prise en charge rapides. Les hémorragies, les hématomes et la perte de signaux/pulsations artériels des extrémités distales sont quelques-unes des complications qui peuvent être reconnues par n'importe quel membre de l'équipe. L'escalade et l'intervention rapides sont essentielles pour limiter leur impact.

Unités de mesure courantes et exemples d'aiguilles, fils, cathéters, gaines, ballons et stents

Aiguilles

Diamètre *(Jauge) : 18Ga, 21Ga

Fils

Diamètre (pouces) : 0,010, 0,014, 0,018, 0,035 pouces...

Longueur (centimètres) : 45cm, 150cm, 180cm, 260cm, 300cm...

Cathéters

Diamètre **(français) : 3 Fr, 4Fr, 5Fr, 8Fr...

Longueur (centimètres) : 65cm, 100cm, 125cm...

Gaines

Diamètres (français) : 4fr, 5Fr, 6Fr, 12Fr...

Longueur (centimètres) : 10cm, 40cm, 70cm...

Ballons

Diamètre (millimètres) : 3mm, 4mm, 6mm...

Longueur (millimètres) : 20mm, 40mm, 60mm...

***(centimètres): 2cm, 4cm, 6cm...

Longueur de la tige (centimètres) : 75cm, 80cm, 125cm, 135cm...

Stents

Diamètre (millimètres) : 3mm, 4mm, 6mm...

Longueur (millimètres) : 20mm, 40mm, 60mm...

**(centimètres) : 2cm, 4cm, 6cm...

Longueur de la tige (centimètres) : 75cm, 80cm, 125cm, 135cm...

*Dans le système de mesure des calibres, le diamètre diminue avec l'augmentation du nombre du calibre. Ainsi, l'aiguille 21Ga a un diamètre plus petit que l'aiguille 18Ga.

**Dans le système de mesure français, le diamètre augmente avec l'augmentation du numéro français.

***La longueur d'un ballon ou d'un stent peut être décrite en cm. Il faut donc tenir compte de la conversion métrique entre mm et cm.

Printed in Dunstable, United Kingdom

91222486R00060